AF503068

ÉTUDES GRAPHIQUES

SUR

LES FRACTURES INDIRECTES DE LA BASE DU CRANE

(DÉFINITION ET MÉCANISME)

A. Chipault et J. Bracquehaye (a)

Autrefois, les fractures indirectes de la base du crâne, les fractures par contre-coup ainsi qu'on les appelait, étaient considérées comme extrêmement fréquentes. Hippocrate, Galien, Bérenger de Carpi, les jugeaient telles, et, en 1766, l'Académie de chirurgie, sans élever le moindre doute sur leur existence vulgaire, demanda qu'on établît « leur théorie, ainsi que les conséquences pratiques qu'on pouvait en tirer ». En même temps, Louis (1), secrétaire perpétuel de l'Académie, publiait un « Recueil d'observations d'anatomie et chirurgie pour servir de base à la théorie du contre-coup ». Sur cette voie s'engagèrent les concurrents au prix formulé, qu'obtinrent, en 1766, Grima (2), en 1768, Saucerotte (3), Sabouraut (4) et Chopart (5) (accessit) « après avoir dépensé au service d'une hypothèse dix fois le talent nécessaire au triomphe de la vérité » (Félizet) (6).

C'est en 1844 seulement qu'Aran (7) démontra, dans un mémoire publié par les *Archives de médecine*, que les fractures de la base du crâne consécutives aux traumatismes de la voûte étaient des fractures partant du point frappé et s'irradiant à cette base. Il nia la possibilité des fractures indirectes, rejetant parmi les faits insuffisamment probants les observations anciennes de Paré, Cooper, Tulpius, Delamotte et Borel qui semblaient le mieux répondre à leur définition.

La négation d'Aran, admise catégoriquement par Follin, Richet, Kirmisson, admise avec réserve par Nélaton, Malgaigne, Legouest, le professeur Tillaux, est excessive : tout en étant extrêmement rares, les fractures indirectes de la base par traumatisme de la voûte existent. Après les avoir bien exactement définies, nous en réunirons

(a) Etude publiée dans les *Archives générales de médecine*, n^os^ de sept., nov. et déc. 1895.

(1) Louis. *Recueil d'observations d'anatomie et de chirurgie pour servir de base à la théorie des lésions de la tête par contre-coup*, in-8°, Paris, juillet 1766.

(2) Grima. Mémoire sur les contre-coups dans les lésions de la tête. *Mémoires sur les sujets proposés pour les prix de l'Académie de chirurgie*, t. IV, part. I, p. 246, 1778.

(3) Saucerotte. Mémoire sur les contre-coups dans les lésions de la tête. *Id.*, p. 368.

(4) Sabouraut. Mémoire sur le même sujet. *Id.*, p. 439.

(5) Choppart. Mémoire sur les lésions de la tête par contre-coup. *Id.*, p. 519.

(6) Félizet. *Recherches anatomiques et expérimentales sur les fractures du crâne*. Th. Paris, 1873, p. 140.

(7) Aran. Recherches sur les fractures de la base du crâne. *Archives de médecine*, 1844, t. I, p. 200.

les exemples indiscutables, puis nous essaierons d'en établir, d'après leurs conditions anatomo-pathologiques et nos recherches expérimentales, la théorie vraie.

I. — Classification.

Rien n'est moins précis et délimité plus différemment par les auteurs que le domaine des fractures indirectes de la base du crâne. Il est envahi par toutes sortes d'observations parasites et mal interprétées qu'il est nécessaire, préalablement à toutes autres investigations, d'élaguer.

Ces observations sont relatives soit à des fractures commençant à une petite distance du point d'application de la force, soit à des fractures siégeant à une très grande distance de ce point d'application, et dues à l'action d'une résistance produite par un corps étranger, ou par une pièce du squelette. Nous allons démontrer que ces deux variétés appartiennent à l'espèce des fractures directes, non à celle des fractures indirectes.

1re Variété. — Fractures dont le trait commence à une petite distance du point d'application de la force. — Il est indispensable, pour expliquer avec précision le mécanisme intime des fractures à petite distance de la force traumatique, et pour le rattacher avec certitude aux fractures directes, de noter tout d'abord en quelques mots leurs conditions pathogéniques.

Ces conditions sont au nombre de deux : 1° le contact de l'agent traumatique avec un point particulièrement solide de la paroi ; 2° la grande étendue de la surface crânienne traumatisée.

La première de ces conditions est réalisée lorsque la force porte sur un des arcs-boutants si bien décrits par M. Félizet, ou sur la crête médiane antéro-postérieure qui réunit l'arc-boutant frontal à l'arc-boutant occipital. Alors le trait de fracture, au lieu de commencer sur l'arc-boutant, qui est solide, commence sur les entreboutants voisins, qui le sont beaucoup moins. Hermann (1) serre un crâne entre les deux mors d'un étau, de l'arc-boutant frontal à l'arc-boutant occipital ; une fêlure naît à 3 centimètres de ce dernier et descend dans la fosse cérébelleuse droite (fig. 1 a). Messerer (2) laisse tomber d'une hauteur de 2 mètres une tête détachée du corps sur la protubérance occipitale externe : à 2 centimètres de cette protubérance à droite, à 3 centimètres 1/2 à gauche, naissent des traits de fracture qui vont gagner les trous jugulaires correspondants (fig. 1 b). Nous laissons tomber une tête sur le vertex : le trait de fracture commence à 3 centimètres de la ligne médiane pour gagner la fosse temporale (fig. 1 cc'):

(1) Hermann. *Experimentelle und casuistische Studien uber Fracturen der Schædelbasis,* I. D. zù Dorpat, 1881, p. 13, pl. IV.

(2) Messerer. *Experimentelle Untersuchungen uber Schædelbrüche.* München, 1884, p. 4 et Taf. I, fig. 1,

une autre sur la protubérance occipitale externe : le trait naît à 5 centimètres de cette protubérance, traverse la fosse occipitale gauche et vient se perdre au niveau du trou déchiré postérieur (fig. 1 c). Un blessé d'Huguier (1) reçoit sur la protubérance externe, à bout portant, une balle de fusil chargée à petit plomb ; la table externe reste intacte, la table interne présente une fêlure quadrilatère, et enfin se produisent à distance « trois fissures occupant toute l'épaisseur de l'os en des points autres que celui qui a été frappé : l'une transversale occupant la partie mince de l'occipital comprise entre les lignes courbes supérieure et inférieure ; les deux autres descendant à droite et à

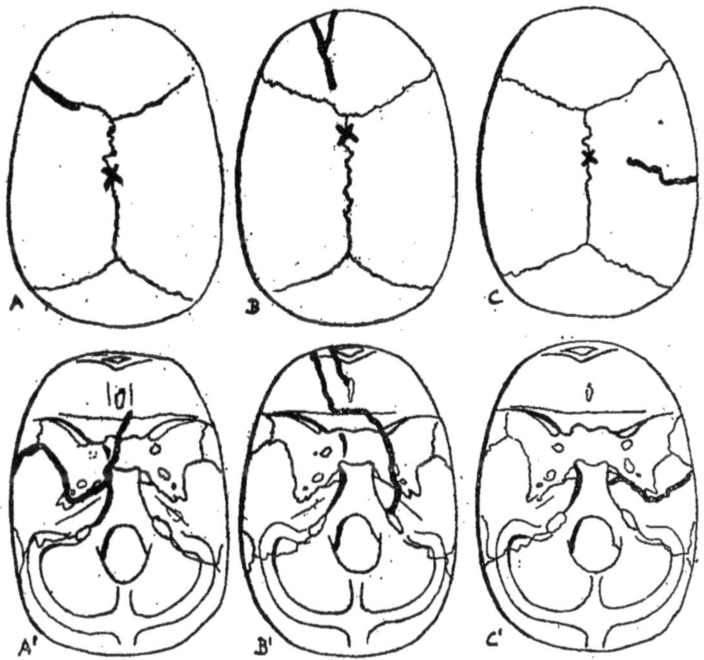

Fig. 1-6. — Exemples de fractures directes avec trait commençant à petite distance d'un traumatisme ayant porté sur le vertex. (x indique le point d'application de la force) : aa') Perrin ; bb') Perrin ; cc') Chipault.

gauche le long de la crête occipitale externe jusqu'au trou occipital (fig. 1 d). — La seconde condition des fractures à distance, grande étendue de la surface osseuse frappée, a été réalisée par M. Perrin (2) à l'aide d'un coussin d'ouate fixé sur le crâne ou servant à matelasser

(1) Huguier. Des plaies d'armes à feu. *Bulletin de l'Académie nationale de médecine*, 1848, p. 38.

(2) Perrin. Les fractures du crâne par contre-coup. *Bull. et Mém. Soc. chirurgie*, t. III, 1878, p. 131.

la dalle sur laquelle il le laissait tomber. Aussi a-t-il pu, sur quatre expériences, obtenir trois fois cette variété spéciale de fractures (fig. 1 *aa'* et *bb'*).

En somme, voici réunis trois cas de fracture à distance à la suite de traumatisme sur le vertex (Perrin, Chipault) et quatre à la suite de traumatisme sur la protubérance occipitale (Hermann, Messerer, Chipault, Huguier).

Il semblerait, d'après eux, que cette variété de fracture crânienne soit une variété expérimentale, ne se réalisant pas en pratique. Les exemples accidentels en manquent, cela est vrai, mais nous sommes

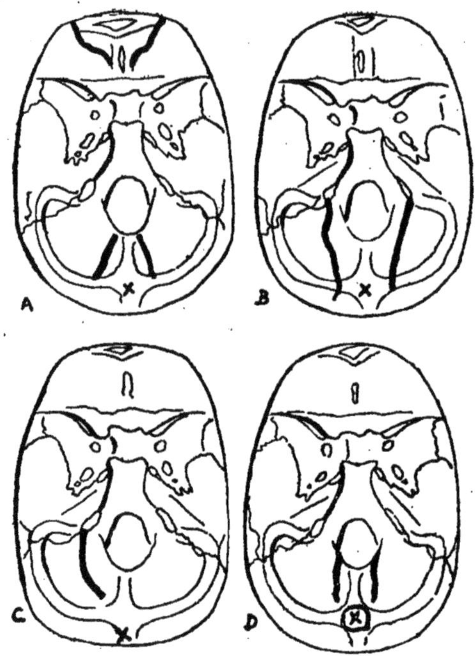

Fig. 7-10. — Exemples de fractures de la même espèce à la suite de traumatisme occipital : a) Hermann ; b) Messerer : c) Chipault ; d) Huguier.

convaincus que cette absence n'est qu'apparente ; en effet, les fractures accidentelles, où le point d'application de l'agent vulnérant peut être exactement précisé, c'est-à-dire les fractures par coups, ne remplissent en rien les conditions pathogéniques nécessaires : l'agent vulnérant y est petit, appliqué d'ordinaire sur les parties latérales et faibles du crâne ; quant aux fractures par précipitation, où les conditions sont toutes différentes et par conséquent favorables, le point précis d'application de la force traumatisante y reste à peu près toujours indécis ; mais, sur un grand nombre de pièces de ce genre, la fracture commence à 1, 2, 3 centimètres du vertex, de l'occiput, d'un arc-boutant quelconque, en un point non saillant et qui n'a probablement pas été le point traumatisé : on peut donc au moins supposer, mais on ne peut affirmer une réelle fréquence des fractures à petite distance dans cette variété de traumatisme crânien.

Quoi qu'il en soit,et c'est où nous voulons en venir, les fractures à petite distance du point d'application de la force sont, au point de vue mécanique, des fractures directes et non des fractures indirectes : comme les fractures directes, elles se manifestent dans la zone de dépression osseuse directement produite par la force, aux points faibles de cette zone lorsque ce sont ses points solides qui ont été frappés. Le territoire des fractures que nous appelons à petite distance est donc cette zone de dépression, zone dont il nous reste **à déterminer expérimentalement l'étendue.**

Il nous fallait, pour éviter à ce sujet toute erreur, faire inscrire aux diverses parties d'une paroi crânienne traumatisée, le graphique de ses mouvements.

Dans ce but, nous nous sommes servi de l'un des appareils décrits dans la thèse de l'un de nous (1) et dont voici en quelques mots la description et le mode d'emploi : cet appareil est composé d'un *cylindre creux métallique* (fig. 11) muni inférieurement d'un pas de vis légèrement conique, destiné à le fixer solidement dans la paroi crânienne trépanée. Son diamètre est de 2 centimètres. Latéralement, il porte deux manettes destinées à le visser. Dans le cylindre entre exactement un tambour dont la paroi mobile, formée d'une membrane de caoutchouc, est mise en rapport avec la dure-mère, lorsque le cylindre est fixé au crâne. La cavité du tambour se continue supérieurement par un tube métallique maintenu en haut par un bouchon de caoutchouc fermant le cylindre. A ce tube, on adapte un tube en caoutchouc mettant en communication la cavité du tambour avec un tambour enregistreur de Marey. L'aiguille marque les pressions sur un grand

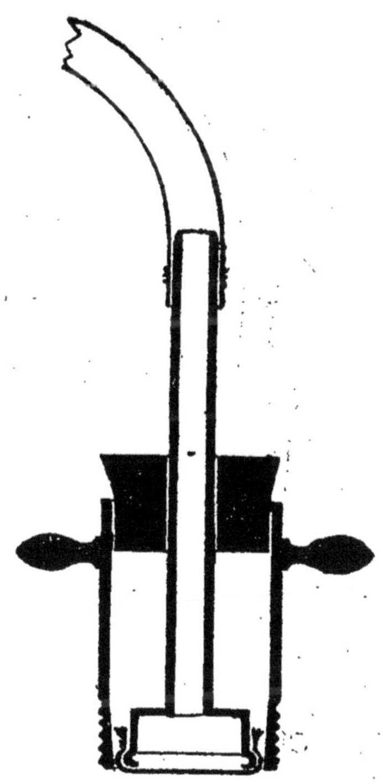

Fig. 11. — Tambour cylindrique enregistreur.

(1) Braquehaye. *De la méthode graphique appliquée à l'étude des traumatismes cérébraux.* Th. Paris, 1895, p. 32.

cylindre enregistreur de Marey, tournant avec une vitesse de un tour en deux secondes.

Nos expériences avec cet appareil ont été faites, les unes, sur des chiens vivants et anesthésiés, les autres, sur des têtes humaines, aussi fraîches que possible, et détachées du tronc. Les graphiques obtenus ont été identiques dans les deux cas, ce qui prouve l'application possible à l'homme vivant de l'ensemble des résultats obtenus.

1re *Série.* Pour notre première série d'expériences nous avons pris des chiens ayant une tête aussi volumineuse que possible, et après les avoir solidement attachés sur une table, puis anesthésiés à la morphine et au chloral, nous avons fixé sur leur crâne, soit un seul de nos tambours, en frappant tantôt du côté même où il était fixé, tantôt du côté opposé, soit un tambour de chaque côté, ce qui nous a permis d'enregistrer simultanément l'effet direct et indirect d'un même traumatisme. Ce traumatisme était obtenu, dans le premier cas, en frappant le crâne recouvert de ses téguments avec un maillet de taille ordinaire ; dans le second, à l'aide d'une tige d'acier de 20 centimètres de tour sur 7 millimètres de diamètre, frappée avec une bûche de chêne de 2 kilogrammes.

Nos recherches ainsi faites ont été au nombre de quatre ; elles démontrent : 1° l'existence, au niveau et au voisinage du point frappé, d'une dépression crânienne caractérisée sur les graphiques par une oscillation positive ; 2° l'existence, sur les autres régions de la paroi crânienne, d'un soulèvement caractérisé sur les graphiques par une oscillation négative plus ou moins accentuée (fig. 12-13).

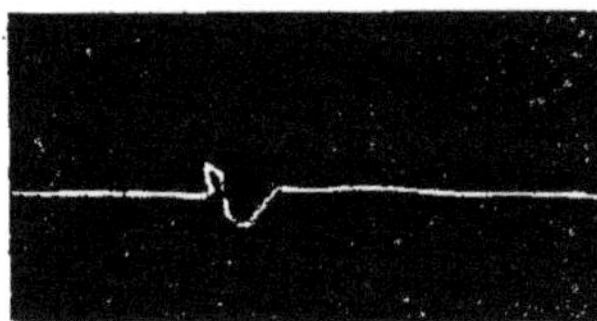

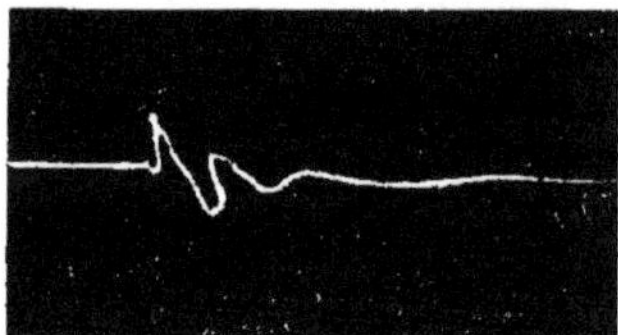

Fig 12-13. — Graphique des mouvements crâniens : (a) au niveau de la zone de dépression ; (b) en un point diamétralement opposé.

Cette oscillation négative est évidente non seulement lorsqu'on enregistre les mouvements de la région crânienne opposée au point frappé mais encore les mouvements de régions crâniennes intermédiaires : par exemple, s'il s'agit d'un choc pariétal, ce n'est pas seulement la région pariétale opposée qui se soulève, mais la région frontale et la région occipitale.

2e *Série.* Notre deuxième série d'expériences a eu pour but de préciser quelles sont chez l'homme, avec un traumatisme de siège bien déterminé, les limites qui séparent la zone de dépression de la zone de soulèvement.

De prime abord, une telle recherche semble devoir être extrêmement longue et laborieuse puisque la détermination de la zone de dépression entourant un point frappé quelconque ne peut se faire directement qu'en appliquant les tambours enregistreurs tout autour et à toutes les distances de ce point frappé. Or, un crâne ne peut ici servir, à notre avis, à placer qu'un seul tambour, la présence des trous de trépan nécessaires pour le placer pouvant fort bien modifier les résultats d'une seconde expérience simultanée ou successive ; on voit dès lors quelle quantité de pièces serait nécessaire pour réaliser ces recherches s'il fallait à tout prix les pratiquer dans ces conditions. Heureusement qu'il est possible, sans en altérer la portée, de renverser les données du problème : c'est-à-dire, au lieu de placer successivement dans diverses directions autour du point à traumatiser, un tambour sur une série de crânes, de fixer le tambour sur un crâne et de frapper tout autour en autant de points que l'on veut. L'expérience est ainsi rendue bien plus simple tandis que sa valeur reste identique, et devient même plus probante et plus complète, puisqu'on n'a plus à tenir compte des différences de structure qui existent d'un crâne à l'autre, et que l'on peut, en criblant au besoin de coups toute la voûte, préciser graphiquement chaque élément de son mouvement total.

Nos recherches ont porté sur trois têtes : sur la première, nous avons appliqué le tambour au niveau de la protubérance occipitale, sur la seconde, au milieu de l'arcade du temporal droit, sur la troisième, au niveau de la bosse frontale gauche.

Chaque fois, nous avons pris une vingtaine de graphiques qui nous ont permis de préciser les zones de dépression correspondantes.

Dans le premier cas, cette zone était limitée par deux lignes partant de derrière les mastoïdes, et se rejoignant vers la ligne médiane, un peu au-dessous du lambda ; dans le second cas, en arrière, par une ligne analogue aux précédentes, en avant par une ligne partant de l'apophyse orbitaire externe, en haut par une ligne oblique à convexité externe assez accentuée rejoignant les extrémités supérieures des deux lignes précédentes ; dans le troisième cas, en dehors, par l'apophyse orbitaire externe en dedans par la ligne médiane, en haut par une ligne à concavité antérieure n'atteignant pas la suture coronale.

Dans chacune de ces trois expériences, toutes les fois que le traumatisme portait en dedans du territoire correspondant au tambour, celui-ci indiquait une dépression de la paroi ; toutes les fois qu'il portait en dehors, il indiquait un soulèvement ; lorsqu'il portait à ses limites, il indiquait, si le choc était très énergique, une dépression, s'il était faible, un soulèvement.

Cette seconde série d'expériences nous permet donc, complétant les données fournies par la première, de dire : la zone de dépression locale et la zone de soulèvement environnant que provoque un traumatisme portant sur la voûte crânienne ont des limites susceptibles d'être déterminées et, après examen du trajet des lignes obtenues, d'ajouter : ces lignes correspondent à droite et à gauche aux arcs-boutants les plus voisins du point traumatisé et en haut s'arrêtent aux bords d'une zone osseuse plus étendue d'avant en arrière que de droite à gauche et peut-être assimilable à la zone sincipitale indifférente de Félizet.

Résumant en deux mots, au point de vue qui nous occupe, les deux séries d'expériences qui précèdent nous dirons ; *toute application d'une force traumatisante sur la voûte crânienne divise, au point de vue mécanique, cette voûte en deux zones : une zone déprimée, limitée par les arcs-boutants voisins du point traumatisé, et par les bords de la pièce sincipitale ; une zone soulevée, comprenant le reste de la voûte. Il est dès lors absolument nécessaire de désigner sous le nom de fracture directe toute fracture qui commence ou se fait entièrement sur la zone déprimée, et par conséquent de ranger dans ce groupe, à côté des fractures immédiates commençant au point traumatisé, les fractures médiates commençant à une petite distance de ce point.*

II. — Du groupe des fractures indirectes doivent être encore éliminées **les fractures résultant de l'application sur le crâne, concurremment à la force traumatisante et en un point plus ou moins diamétralement opposé, d'une force résistante, et qui se font au point d'application de cette dernière.**

Dans ces conditions, en effet, le crâne ne présente plus, comme dans les fractures précédemment étudiées, une zone unique de dépression, et un soulèvement de tout le reste de sa surface, mais deux zones de dépression, l'une au point d'appui de la force, l'autre au point d'appui de la résistance : seule se soulève la bande crânienne intermédiaire, plus ou moins large. Les fractures qui se font au point d'application de la résistance sont donc, comme les fractures qui se font au point d'application de la force, des fractures par dépression, c'est-à-dire des fractures directes, et non pas indirectes.

Nous allons le démontrer successivement pour les fractures par résistance extra-crânienne due à un corps étranger et pour les fractures par résistance extra-crânienne due à une pièce du squelette.

A. Fractures au point d'application d'une résistance par corps étrangers. — Ces fractures sont dues soit à un traumatisme portant sur un crâne projeté sur un plan rigide sans y appuyer au moment où il est frappé, soit à un traumatisme portant sur un crâne dont le côté non frappé appuie sur un plan résistant.

La possibilité, dans ces cas, de fractures portant soit concurremment aux points d'application de la force et de la résistance, soit uniquement au point d'application de celle-ci, n'est point contestée.

Nous devons donc montrer seulement que se produit alors, au point d'application de la résistance, une zone de dépression identique à celle qui se produit au point d'application de la force, et que, par conséquent, les fractures siégeant à l'un ou à l'autre de ces deux points ont un même mécanisme intime. Une expérience faite dans un autre but, et décrite dans la thèse de l'un de nous (1), suffit pour

(1) BRAQUEHAYE. *Loco citato*, p. 43.

le prouver péremptoirement. Un chien, du poids de 18 kilos, avait été anesthésié par injection intrapéritonéale de chloral et de morphine, un tambour placé sur chacune de ses bosses pariétales et les plumes des deux tambours destinées à enregistrer le graphique sur le cylindre de Marey réglées au même point de façon à pouvoir juxtaposer les deux tracés obtenus à la fois. La tête étant placée latéralement, le côté gauche appuyant sur la table au ras de l'appareil, les coups furent portés sur le crâne du côté droit, le plus près possible de l'appareil, mais sans le toucher. Le tracé supérieur correspondait donc ainsi au choc direct, l'inférieur au choc indirect. Or, l'un et l'autre sont identiques : ils commencent par un crochet positif correspondant à la dépression du crâne ; ce crochet est même plus marqué du côté de la résistance que du côté du choc (fig. 14). Cette expérience si probante, nous l'avons répétée avec le même dispositif, sur une tête humaine : le résultat a été le même. Enfin, dans des expériences de contrôle, où nous avons employé le même dispositif expérimental avec cette différence que la tête ne reposait plus sur la table, mais était simplement soutenue dans les mains d'un aide, nous avons obtenu, du côté du choc, un tracé commençant par un crochet négatif ; du côté opposé un tracé commençant par un crochet positif. *L'application d'une résistance est donc nécessaire pour obtenir deux zones de dépression : ces zones de dépression se révèlent par un graphique identique et sont mécaniquement comparables l'une à l'autre. Il en est mécaniquement de même des fractures qui se produisent sur l'une et sur l'autre.*

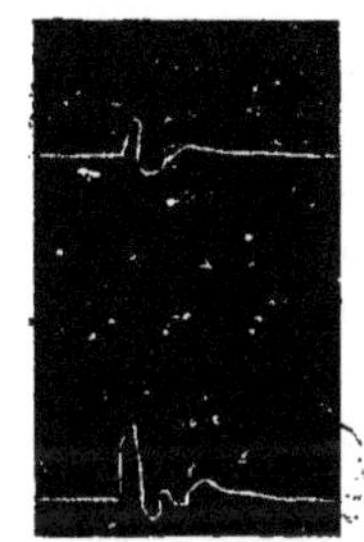

Fig. 14. — Graphique des deux zones de dépression : dépression due à la force et dépression due à la résistance, à la suite d'un traumatisme bitemporal.

B. Fractures au point d'application d'une résistance extra-crânienne, produite par une pièce du squelette. — La résistance extra-crânienne peut être due, avons-nous dit, non plus à un corps étranger, mais à une pièce du squelette : branches montantes du maxillaire supérieur, condyle du maxillaire inférieur, vertèbres cervicales. A la suite d'un traumatisme de la voûte, ces pièces osseuses peuvent briser la base du crâne en la déprimant ou la défonçant ; une démonstration graphique de ce mode d'action nous semble difficile à réaliser : heureusement que l'examen des pièces anatomo-pathologiques et expérimentales suffit amplement pour le démontrer et démontrer par conséquent que ces fractures sont mécaniquement identiques aux fractures dues à la résistance d'un corps étranger.

Il nous suffit de le noter pour les FRACTURES QUI SE FONT AU NIVEAU DE LA BRANCHE MONTANTE DU MAXILLAIRE SUPÉRIEUR OU DU CONDYLE DU MAXILLAIRE INFÉRIEUR, fractures qui n'ont jamais été confondues avec les fractures indirectes vraies ; nous devons au contraire y insister pour

LES FRACTURES QUI SE FONT PAR L'INTERMÉDIAIRE DES VERTÈBRES CERVICALES, fractures qui plus d'une fois ont été confondues avec ces fractures indirectes et dont il nous faut dès lors examiner avec soin le mécanisme et les caractères anatomo-pathologiques.

Au point de vue mécanique, ces fractures résultent d'une chute ou d'un coup sur le vertex, et sont tout à fait analogues à une série parallèle de fractures résultant de chutes sur les ischions ou les genoux, et dont le mécanisme intime est le même : en effet, ainsi qu'on l'a dit depuis longtemps, on peut, pour emmancher un marteau, soit frapper le fer avec une masse quelconque, soit cogner par terre l'extrémité libre du manche. Donc, les fractures limitées à la base, qui résultent d'un coup ou d'une chute sur le vertex, sont, comme celles qui résultent de chutes sur les ischions ou les genoux, des fractures par enfoncement de la colonne vertébrale vers la cavité crânienne, par dépression plus ou moins considérable du plancher basilaire. Le rôle mécanique de la colonne vertébrale, force résistante, est, relativement à cette paroi, identique au rôle mécanique de l'agent traumatisant lui-même relativement à la voûte. Notons toutefois que, tandis que les fractures au point d'application d'une force portant sur le vertex sont d'ordinaire des fractures immédiates, et rarement des fractures médiates, les fractures par résistance vertébrale sont presque toujours des fractures médiates : cela tient à ce que les apophyses articulaires de l'atlas, facteur direct de la lésion dans ce cas, sont en rapport avec la pièce la plus solide de l'occipital, avec ses condyles ; on comprend dès lors que ce soient les parties voisines des condyles, et non pas les condyles eux-mêmes, qui se fracturent.

Les fractures médiates ainsi produites présentent, du reste, toute une série de variétés anatomo-pathologiques qu'il est nécessaire d'examiner.

a) La plus simple de ces variétés est la *fêlure transversale, coupant, d'un seul ou des deux côtés, le rebord du trou occipital dans sa partie la plus mince, c'est-à-dire en arrière du condyle.* De là le trait se dirige légèrement en arrière vers la fosse cérébelleuse comme dans les cas expérimentaux à nous personnels (fig. 15 *a*) et dans un de Messerer (1), ou en avant et en dehors, vers la cupule osseuse si mince située en dehors et en arrière du condyle (fig. 15 *b*) comme dans une pièce de Gosselin (2), déposée au musée Dupuytren (40 E) (fig. 15 *c*).

b) Au lieu de se borner à la région rétro-condylienne, *le trait de fracture peut contourner d'arrière en avant, puis de dehors en dedans, la pièce solide, et venir rejoindre tout près de son extrémité médiane antérieure le trou occipital* ; ce trait péricondylien permet l'enfoncement dans la cavité crânienne du condyle ou des condyles détachés. Beau (3) en a déposé un exemple au musée Dupuytren (pièce

(1) MESSERER. *Loco citato*, p. 10 et Taf. III, fig. 2.

(2) GOSSELIN. FÉLIZET. *Loco citato*, p. 157.

(3) BEAU. Un cas d'arrachement du condyle droit de l'occipital. *Bull. et Mém. Soc. Chirurgie*, 1852, p. 320.

43 B) (fig. 15 *d*). Plus récemment, Valude en présentait un à la Société anatomique (fig. 15 *e*).

c) *La pièce osseuse déprimée peut être beaucoup plus considérable* :

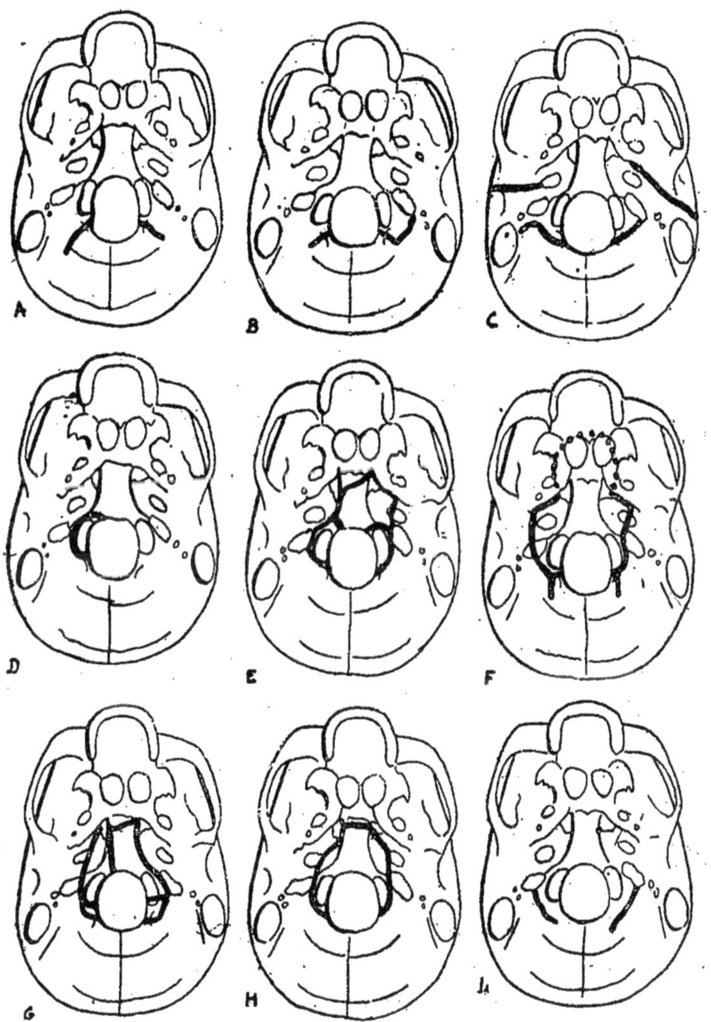

Fig. 15-23. — Exemples de fractures par résistance vertébrale : a) Chipault ; b) Messerer ; c) Gosselin ; d) Beau ; e) Valude ; f) Chauvel ; g) Messerer ; h) Felizet ; i) Chauvel.

le trait, commençant en arrière comme dans la première variété, sur la partie rétro-condylienne du trou occipital, se dirige en avant et en dehors pour rejoindre le trou déchiré postérieur, coupe d'arriere en avant le rocher soit à sa partie moyenne, soit immédiatement en dehors de sa pointe, coupe transversalement la pièce sphéno-basilaire en avant et en arrière du rebord postérieur de la selle turcique, et vient, après un trajet à peu près identique à celui du côté opposé, se terminer sur le trou occipital, en face de son point de départ. La pièce osseuse ainsi délimitée représente en somme un croissant dont le bord intérieur est représenté par les parties antérieures du rebord occipital et le bord extérieur par le trait de fracture. Un fait expérimental de Chauvel (1) (fig. 15 *f*), un autre également expérimental de Messerer (2) (fig, 15 *g*), un dessin de M. Félizet (3) (fig. 15 *h*) représentent très nettement cette variété. Nous ne connaissons pas d'exemple où le croissant se soit transformé en anneau, perforé plus ou moins près de son centre par le trou occipital ; cela tient sans doute à la solidité de la crête osseuse qui vient aboutir à ce trou sur la ligne médiane postérieure.

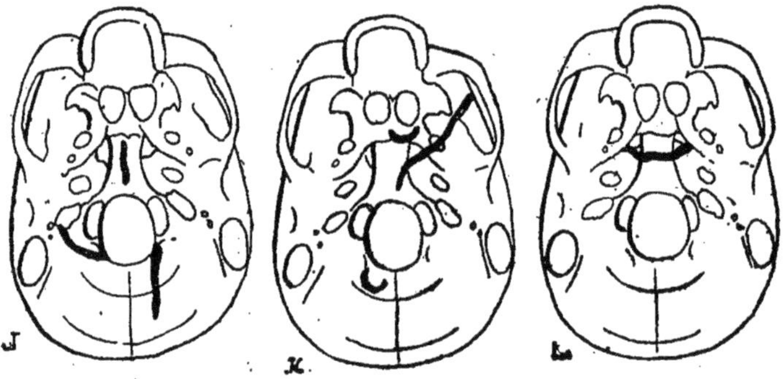

Fig. 24-26. — Exemples de fractures par résistance vertébrale (suite et fin) : j) Perrin ; k) Messerer ; l) Nélaton-Sappey.

d) La pression de l'atlas peut produire des *lésions de l'occipito-sphénoïde situées en un ou plusieurs points isolés au delà du cercle fractural précédent* ; il est probable que cette dissémination des lésions a pour cause anatomique la solidité exceptionnelle des parties osseuses voisines du trou occipital : Chauvel (4), dans un cas de ce genre, a noté une fêlure des deux zones cérébelleuses (fig. 15 *i*), Messerer (5) une fêlure demi-circulaire de la zone occipitale droite et une fente transversale de la selle turcique (fig. 24 *k*), Perrin (6), une fente antéro-postérieure de l'apophyse basilaire accompagnant une fracture rétrocondylienne (fig. 24 *j*).

(1) Chauvel. *Loco citato*, p. 17.
(2) Messerer. *Loco citato* et Taf. II, fig, 1 et 2.
(3) Félizet. *Loco citato*, p. 157 et pl. 13.
(4) Chauvel. *Loco citato*, p. 41.
(5) Messerer. *Loco citato*, p. 11. Taf. VI, fig. 1 et 2.
(6) Perrin, *Loco citato*, p. 132, exp. VI.

e) Enfin, il peut y avoir simplement *fracture transversale du corps du sphénoïde*, comme dans la pièce de Nélaton-Sappey (fig. 24 *I*) ; la résistance vertébrale n'a plus produit d'enfoncement total de l'occipito-sphénoïde comme dans les variétés précédentes, mais un enfonçement limité à sa partie antérieure ; elle l'a fait basculer, et l'arc de cercle qu'il forme sur une coupe médiane antéro-postérieure, exagérant sa courbure, s'est rompu en son point le plus fragile.

En somme, cinq variétés de fractures par résistance vertébrale, toutes appartenant au genre des fractures directes, à l'espèce des fractures médiates, aucune, ce que nous tenions surtout à prouver, au genre de fractures indirectes.

*
* *

Les divers groupes de fractures que nous venons d'étudier : fractures irradiées médiates, fractures aux points d'application de résistances extra-crâniennes, constituent donc, avec le groupe beaucoup plus commun et bien connu des fractures irradiées immédiates, la grande famille des fractures directes. Il n'est peut-être pas sans intérêt d'en donner, pour conclure, la classification mécanique résultant de nos recherches ci-dessus décrites ; les fractures indirectes, auxquelles sera consacré le reste de ce travail, n'en seront que mieux délimitées.

Les fractures directes comprennent :

A. — Les fractures au point d'application de la force.

A. *Fractures immédiates, se faisant au point même de l'application ; cette variété, comptant à elle seule dix fois plus de cas peut-être que toutes les autres réunies, comprend les dépressions, enfoncements, perforations, et la grande majorité des fractures irradiées.*

B. *Fractures médiates, commençant à une légère distance du point d'application de la force.*

B. — Les fractures au point d'application d'une résistance extra-cranienne.

A. *Cette résistance étant due à un corps étranger : fractures bipolaires.*

B. *Cette résistance étant due à une pièce extra-crânienne du squelette : fracture de l'ethmoïde due à la branche montante du maxillaire supérieur ; fracture de la cavité sphénoïde due au condyle du maxillaire inférieur ; fracture de l'occipito-sphénoïde due à la colonne vertébrale.*

Toutes les fractures directes ont pour caractère mécanique commun de se localiser ou de commencer sur la zone de dépression produite par la force ou par la résistance.

Les fractures indirectes sont donc celles qui se font en dehors de cette zone de dépression.

(1) Sappey. *Traité d'anatomie descriptive*, 2e édition, t. I, p. 191.

A cette définition toute négative des fractures indirectes nous allons tenter de substituer une définition positive ; la description des faits publiés, l'analyse de leurs caractères anatomiques, l'étude des théories proposées pour les expliquer et la substitution à ces théories d'une théorie basée sur nos expériences graphiques vont nous conduire à cette définition.

II. — Statistique.

Le nombre des cas — anatomo-pathologiques ou expérimentaux — de fractures indirectes indiscutables que nous avons pu réunir, est peu considérable.

Ils se partagent tout naturellement en deux groupes : fractures indirectes par traumatisme ordinaire (coups ou précipitation) et fractures indirectes par coup de feu.

A. Fractures indirectes consécutives à des traumatismes ordinaires. — Elles sont au nombre de 14 dont 10 pièces anatomo-pathologiques et 4 pièces expérimentales.

Donnons tout d'abord les **pièces anatomo-pathologiques.** — Deux, signalées par M. Berger, existent au musée Dupuytren et proviennent de l'*Académie de chirurgie*. La première, cataloguée 40 *A*, porte (fig. 27 *a*), en même temps que deux fractures irradiées commençant très bas sur les écailles temporales et suivant le bord antérieur des rochers droit et gauche, « des fractures absolument indépendantes, constituées par des fissures, partant à droite et à gauche de la fente sphénoïdale, coupant la petite aile du sphénoïde, présentant, au niveau des bosses orbitaires droite et gauche, plusieurs irradiations peu étendues et réunies par une fissure transversale, qui coupe en travers la partie postérieure de la lame criblée. La continuité de cette fissure est interrompue par l'apophyse crista galli, qui est restée intacte ». La seconde pièce, n° 41 *A*, présente (fig. 27 *b*) une fracture de l'entreboutant pétro-occipital gauche, venant se terminer par une fracture du rocher droit, et une fracture indépendante coupant la petite aile du sphénoïde à l'union de son tiers externe avec ses deux tiers internes pour se diriger, sur la voûte orbitaire, en avant et en dedans. — Une troisième pièce analogue a été déposée au musée Dupuytren (n° 41 *E*) par MM. *Dolbeau* et *Félizet* (1) (fig. 27 *c*). « La fracture, nous dit M. Félizet, était consécutive à la chute du siège d'un fiacre, le cheval étant en marche ; le choc a porté à gauche de la pointe de la suture lambdoïde ». « Une longue fente, ajoute M. Berger en décrivant cette pièce, occupe le côté gauche de la base, traversant d'arrière en avant l'écaille de l'occipital, atteignant la moitié gauche du trou occipital, puis tombant dans le trou déchiré postérieur gauche et divisant le rocher gauche perpendiculairement à sa partie moyenne. Un trait de fracture oblique réunit la partie

(1) Félizet. *Loco citato*, p. 127.

postérieure du trou occipital au trou déchiré postérieur du côté droit. Il existe, en outre, une fracture indépendante des bosses orbitaires, la partie la plus interne de ces deux bosses formant de chaque côté une esquille quadrangulaire presque entièrement détachée, ne tenant que par son bord interne, et soulevée du côté de la cavité

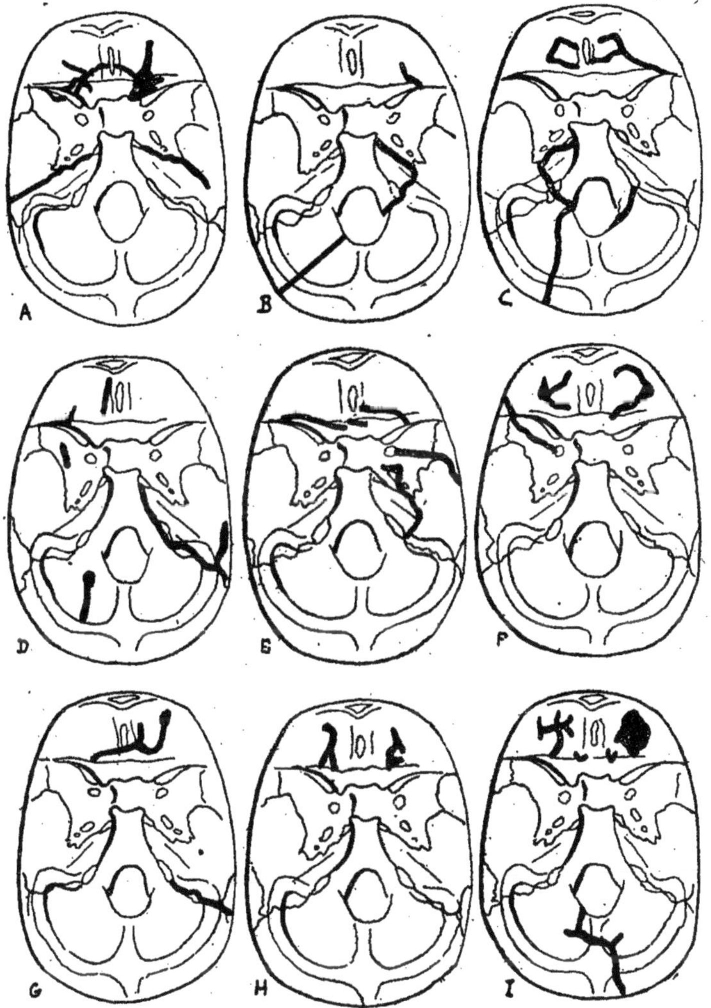

Fig. 27-35. — Exemples de fractures indirectes accidentelles par traumatisme ordinaire : a) musée Dupuytren, pièce 40 A; b) musée Dupuytren, pièce 41 A ; c) Dolbeau et Félizet ; d) Bruchet ; e) Berger ; f, g, h, i) Vincent.

crânienne. Une irradiation réunit la fracture de la voûte orbitaire droite à l'extrémité de la fente sphénoïdale ».— Une quatrième pièce a été présentée par *Bruchet* (1) (fig. 27 *d*) en 1878, à la Société anatomique. Elle avait été recueillie sur une femme de 23 ans, morte trois jours après une chute sur la région temporale droite. A l'autopsie, on trouva, du côté droit, un léger enfoncement de la partie postérieure du pariétal, d'où partaient quatre traits de fracture complète : trois supérieurs peu étendus, un inférieur descendant le long du bord postérieur du temporal, se continuant sur le temporal, divisant l'apophyse mastoïde vers son tiers postérieur, et se continuant d'une façon irrégulière sur toute la face postérieure du rocher jusqu'au trou déchiré antérieur. De ce trajet principal de la fracture s'écartait en outre, au niveau du bord supérieur de l'écaille du temporal, une fissure parcourant d'un bout à l'autre le biseau externe de cette écaille. Outre ces lésions du côté droit, le crâne portait du côté gauche trois fissures absolument indépendantes. La plus considérable, siégeant dans la fosse occipitale, naissait à 1 centimètre environ de la ligne médiane et allait obliquement, d'arrière en avant, aboutir à un fragment de la lame criblée de la largeur d'une pièce de 50 centimes, complètement circonscrit par la fissure. Une autre fissure, plus petite, ayant environ 1 centimètre 1/2 de long, se trouvait dans le fond de la fosse sphénoïdale. Enfin existaient encore une petite esquille, détachée du bord inférieur de la fente sphénoïdale, fissure de 1 centimètre de long, circonscrite par des taches ecchymotiques, occupant la dépression olfactive à gauche de la ligne médiane et partant de cette ligne. — Une cinquième pièce a été décrite par M. *Berger* (2), fig. 27 *e*) dans un mémoire de la *Revue de chirurgie*. Elle avait été recueillie sur un homme de 48 ans, tombé sur la tête, d'un deuxième étage, et mort quatre jours après. On trouva, outre une fracture transversale de l'étage moyen droit, aboutissant au trou grand rond, une fracture du rocher droit partant du trou innominé et suivant son bord antérieur jusqu'à la partie moyenne qu'elle coupait pour aboutir à l'extrémité postéro-externe du trou déchiré postérieur ; enfin, trois fractures de l'étage antérieur : la première sur la bosse orbitaire droite, partant de l'extrémité externe de la fente sphénoïdale, décrivant une légère courbe à concavité postérieure et interne, se portant transversalement en dedans sur la partie postérieure de la voûte orbitaire et atteignant le trou orbitaire interne et postérieur au niveau de la lame criblée de l'ethmoïde ; la seconde siégeant sur la voûte orbitaire gauche, et, de l'extrémité externe de la petite aile sphénoïdale se portant à droite pour aboutir en arrière de la lame criblée de l'ethmoïde ; enfin la troisième médiane, située en arrière de cette lame criblée. — Quatre autres pièces ont été décrites par M. *Vincent* d'Alger. La première (fig.27 *f*) fut

(1) Bruchet. Fracture du crâne ; fissures par contre-coup. *Bulletins de la Société anatomique*, 4e série, t. III, p. 148, 1878.

(2) Berger et A. Klumpke. Considérations à propos d'une fracture insolite du crâne (fracture par contre-coup). *Revue de chirurgie*, 1887, p. 85.

recueillie chez un homme de 61 ans, dont le crâne, qui était dans un état de synostose avancée, avait évidemment frappé le rebord d'un trottoir par sa face latérale gauche. Une fracture irradiée, née sur le vertex, s'y bifurquait au-dessus de l'arc-boutant orbito-sphénoïdal gauche ; la bifurcation postérieure se perdait dans la fosse temporale, l'antérieure coupait d'avant en arrière la petite aile du sphénoïde et allait aboutir au trou grand rond. En outre, tout à fait indépendamment de cette fracture irradiée, les deux voûtes orbitaires étaient fracturées : la gauche, à sa partie la plus saillante, présentait une perte de substance elliptique, la pièce osseuse détachée étant adhérente à la dure-mère ; la droite offrait deux traits de fracture naissant au niveau des extrémités antérieure et postérieure de la lame criblée pour se joindre en dehors au niveau d'une esquille plus petite que celle du côté opposé et également adhérente à la dure-mère. Par les pertes de substance droite et gauche le périoste orbitaire bombait dans la cavité crânienne. La 2e pièce (fig. 27 *g*), de M. Vincent, fut constatée chez une femme d'une trentaine d'années, qui, à la suite d'une chute de plusieurs mètres suivie de mort subite, présentait, outre une luxation des 5e et 6e vertèbres cervicales et une fêlure mastoïdo-pétreuse du côté droit, une fissure partant de la voûte orbitaire gauche en avant de la petite aile du sphénoïde pour couper la lame criblée et sur la voûte orbitaire droite se bifurquer en délimitant une pièce angulaire à l'extrémité antéro-externe de laquelle se trouvait une petite esquille soulevée par le tissu graisseux orbitaire. La 3e pièce de M. Vincent (fig. 27 *h*) fut recueillie dans une autopsie médico-légale sur le cadavre très décomposé d'un individu qui, dans une rixe, avait été jeté à terre par son adversaire, la tête venant frapper sur le rebord d'un trottoir. Sans lésion de la voûte on nota sur chacune des voûtes orbitaires, dont la minceur était remarquable, une fêlure antéro-postérieure se bifurquant légèrement en arrière. Enfin, la 4e pièce de M. Vincent (fig. 27 *i*) fut prise sur un maçon qui, après une chute de 3 mètres, avait été écrasé sous les débris d'un mur. Elle présentait, outre une fracture de l'occipital coupant de droite à gauche l'arc-boutant médian postérieur et aboutissant à la partie postérieure du trou occipital, un véritable éclatement de la partie centrale des deux voûtes orbitaires ; sur la voûte orbitaire droite les fragments étaient tombés pendant la macération, sur la voûte gauche ils rayonnaient autour d'un point situé à la partie la plus saillante de cette voûte (1). — Enfin une dernière et 10e pièce a été présentée par M. *Ferret* (fig. 36 *j*) à la Société de chirurgie en 1887 (2). Elle porte une fracture oblique directe qui traverse le crâne d'avant en arrière et de gauche à droite, et une fêlure indé-

(1) Vincent. *Contribution à l'étude des fractures indirectes de la base du crâne et des lésions consécutives aux traumatismes cérébraux.* Br. in-8, Alger, 1887, pp. 18, 23, 25, 56.

(2) Perrin. *Loco citato*, p. 132, exp.

pendante de la fosse occipitale gauche que sa direction et le siège frontal du traumatisme nous paraissent devoir faire rattacher aux fractures indirectes vraies.

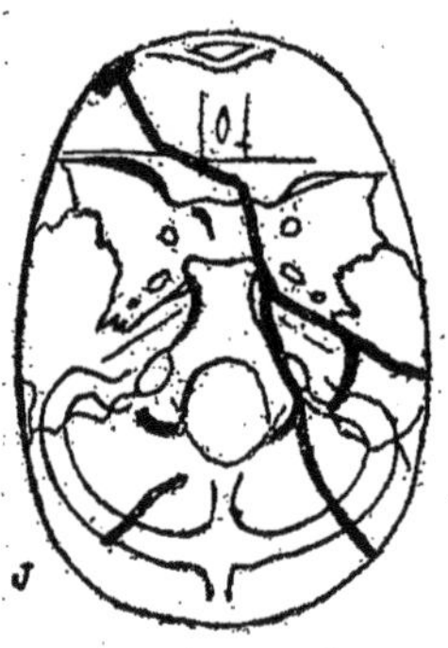

Fig. 36. — Exemples de fractures indirectes accidentelles par traumatisme ordinaire (suite et fin) : (j) Ferret.

A côté de ces dix pièces anatomo-pathologiques, les seules à notre connaissance où l'on puisse affirmer avec certitude l'existence d'une fracture indirecte de la base du crâne par traumatisme ordinaire accidentel de la voûte, nous devons noter un nombre extrêmement restreint de **pièces expérimentales** analogues. Aran, Félizet, plusieurs autres encore n'avaient pu en produire lorsque M. *Perrin*, en augmentant la résistance et l'étendue de la surface crânienne traumatisée, jugea en avoir, par précipitation, obtenu une série de six. Cinq d'entre elles, à notre avis, ne présentent pas de fractures indirectes vraies : quatre parce que le trait de fracture, tout en ne naissant pas exactement au point traumatisé, en naît à une distance très restreinte pour filer ensuite vers la base en produisant une de ces fractures irradiées médiates que nous avons rattachées tout à l'heure aux fractures directes ordinaires ; la cinquième parce qu'il s'y agit manifestement d'un enfoncement de l'occipital par la colonne vertébrale. Reste donc parmi les pièces de M. Perrin une seule probante (fig. 37-38) dont voici les

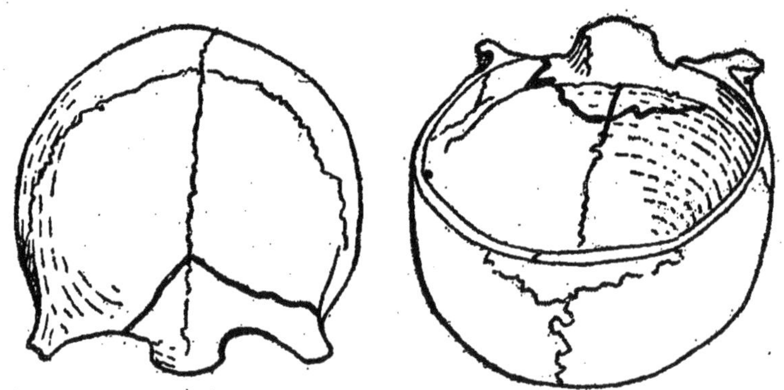

Fig. 37-38. — Fracture indirecte expérimentale par précipitation sur l'occiput (Perrin).

conditions de production et les détails : « Sujet de 22 ans, tête décollée. Précipitation d'une hauteur de 2 m. 60 sur des dalles munies d'un coussin recouvert d'une feuille de papier enduite de couleur rouge. Le choc porte sur la région occipito-pariétale. Disjonction légère des deux parties du frontal dans toute leur étendue. A 4 centimètres de l'épine nasale s'embranchent, sur la suture disjointe, deux traits de fractures obliques. L'un vient se perdre vers l'apophyse orbitaire du côté gauche et l'autre aboutit au trou susorbitaire du côté droit ». C'est bien là une fracture indirecte vraie. Neuf ans après M. Perrin, en 1886, *Hermann* (1), en comprimant des crânes entre les deux branches d'un étau, — dispositif dont il ne saisit du reste en rien l'intérêt mécanique — a produit de son côté trois fractures indirectes (fig. 39-41) dont voici la description. — Pièce I. Homme de 50 ans, de bonne ossature. Diamètre longitudinal du crâne avant l'application de l'appareil : 17 cent. 90 ; après plusieurs pressions, 17, 50 ; après fracture, 16,90. Diamètres transversaux corrélatifs, 13,40 ; 13,45 ; 13,45. Tout le front est déprimé. A 1 centimètre en dedans de l'apophyse orbitaire externe droite, passe une fracture qui entoure en arc de cercle

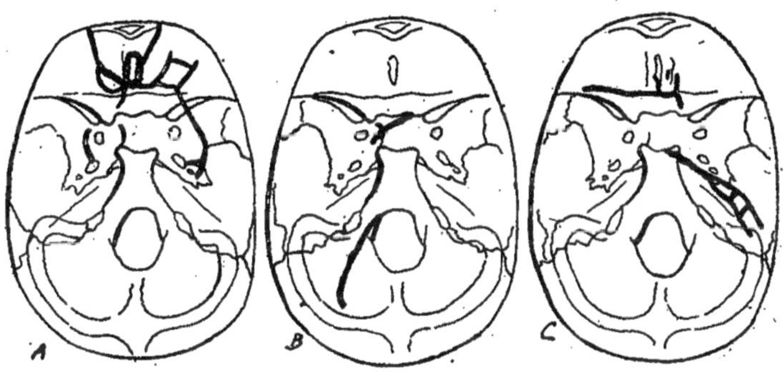

FIG. 39-41. — Fractures indirectes expérimentales par écrasement du crâne : a) compression antéro-postérieure ; b) compression oblique d'avant en arrière et de droite à gauche ; c) compression oblique d'avant en arrière et de gauche à droite (Hermann).

la bosse frontale et la glabelle, et se termine symétriquement sur le rebord orbitaire gauche. La pièce ainsi délimitée est déprimée de 2 à 3 millimètres. De cette fracture partent : à droite, pour se diriger en arrière, deux fissures longues de 2 ou 3 centimètres et qui gagnent l'écaille temporale ; à gauche une toute petite fissure qui se dirige vers la suture écailleuse. A travers le milieu de la pièce déprimée passe une fissure qui, naissant à droite de la glabelle, gagne le toit orbitaire. Après section circulaire du crâne, on retrouve à son intérieur ces diverses fractures ; elles traversent les deux voûtes orbitaires, qui sont comminutivement fracturées ainsi que la lame criblée ; l'apophyse crista galli est complètement détachée. De la fracture siégeant sur la voûte orbitaire droite part une fente qui traverse

(1) HERMANN. *Loco citato*, pp. 14, 16, 17 et Taf. IX, XI et XII.

la petite aile du sphénoïde en son milieu pour gagner la fente sphénoïdale, traverser la grande aile et se terminer dans les trous ovale et sphéno-épineux, après avoir suivi la suture temporo-sphénoïdale sur une longueur de 2 centimètres. Tout à fait indépendamment de cette fracture, se trouve dans la fosse moyenne gauche une fissure longue de 2 centimètres qui réunit les trous sphéno-épineux et ovale, pour se diriger en avant à travers la grande aile. — Pièce II. Homme de 35 ans, de très forte ossature. Compression d'avant en arrière et de droite à gauche. Fracture de la base du crâne commençant au milieu de la fosse du sinus transverse gauche, traversant la fosse occipitale gauche et se terminant en arrière de l'apophyse innominée. Une seconde fissure, complètement indépendante, commence dans le trou déchiré antérieur gauche, coupe le sillon carotidien et se termine à droite au niveau du trou optique. — Pièce III. Homme d'environ 35 ans, crâne remarquablement arrondi, compression d'avant en arrière et de gauche à droite. Deux fissures commencent à la base du rocher et se dirigent à travers sa face antéro-supérieure jusqu'aux trous sphéno-épineux et déchiré antérieur, puis, de ce dernier, la fissure gagne la partie sphénoïdienne du sillon carotidien. Les deux fissures, presque parallèles à l'axe de la pyramide, sont écartées l'une de l'autre d'environ 1 centimètre, et réunies dans leur partie moyenne par deux fissures perpendiculaires, isolant un fragment quadrilatère et ouvrant la caisse. L'apophyse clinoïde postérieure droite est arrachée. Tout à fait indépendamment de ces fissures, en commence une autre à la racine de l'apophyse ensiforme droite qui se dirige en avant, puis oblique à gauche, en suivant la suture qui réunit les deux petites ailes sphénoïdiennes et les parties orbitaires du frontal; de petites fissures accessoires gagnent la partie postérieure de la lame criblée ethmoïdienne. Telles sont les trois pièces, assez probantes, de Hermann. On dit partout qu'Otto Messerer (1) en a également obtenu ; nous avons lu attentivement ses travaux ; ils n'en mentionnent aucune, c'est tout au plus si l'on pourrait hésiter un moment, relativement à la pièce figurée dans la planche VI de sa 2e étude : il suffit de lire le dispositif expérimental qui a permis de l'obtenir, pour affirmer qu'ici encore, comme dans tant d'autres cas dénommés fractures indirectes de la base, il s'agit d'une fracture due à l'enfoncement de l'occipital par les premières vertèbres. En somme nous considérons comme valables seulement les fractures indirectes expérimentales que nous venons de décrire.

B. Fractures indirectes consécutives à des coups de feu. — Les faits de fractures indirectes de la base consécutives à des coups de feu de la voûte, ne doivent non plus être admis qu'après une critique sévère, critique qui, ici encore, diminue singulièrement le nombre de ceux que l'on a coutume d'énumérer.

(1) Messerer. *Loco citato* et Uber Elasticitaet und Thœtigkeit der Menschlichen Knochen, Gotha, 1886, mit 16 Tafeln.

Celui que l'on cite d'ordinaire comme le plus ancien des faits de ce genre **de cause accidentelle** nous paraît devoir être éliminé. C'est le fait d'*Huguier* (1848), où la balle avait frappé la protubérance occipitale externe, et où les fêlures, siégeant à une fort petite distance de ce point dans la fosse occipitale, représentent, nous l'avons vu, une fracture directe médiate.

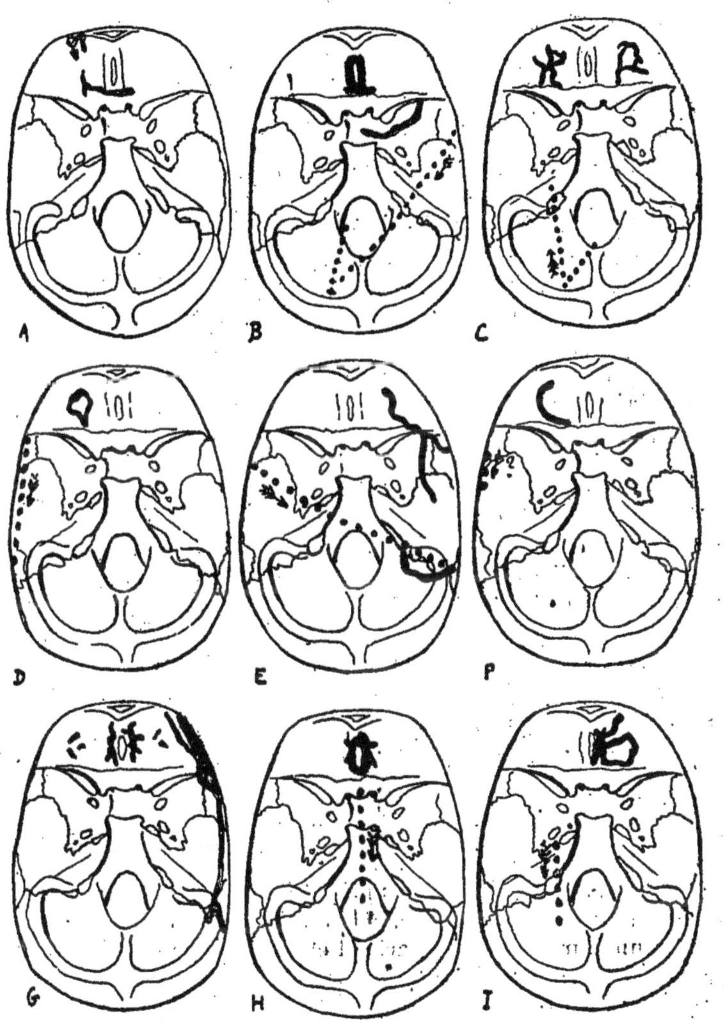

Fig. 42-50. — Exemples de fractures indirectes accidentelles par coup de feu (sur ces figures et sur les suivantes, le trajet de la balle est indiqué par un pointillé) : a) Macleod ; b) Demme ; c) Lincoln ; d) Longmore ; e) Otis ; f, g, h, i) Bergmann.

Vient ensuite le fait très brièvement rapporté de *Macleod* (1) (1868), où, chez un soldat dont le frontal avait été fracturé par une grenade, « on trouva (fig. 42 *a*) une fissure de la base sans aucun rapport avec le traumatisme primitif ».

Dans le cas, celui-ci tout à fait satisfaisant, de *Demme* (2) (1861), il s'agit d'un joueur d'arquebuse qui reçut sur le crâne le fer d'une flèche, fer qui perfora (fig. 42 *b*) le pariétal droit et traversa l'encéphale en ligne droite pour venir frapper la face interne de l'occipital, changer en ce point de direction et se diriger vers la base. « Il n'y avait de fissures osseuses irradiées ni au point de la pénétration du projectile, ni au point de sa déviation, mais une fissure partant de la selle turcique traversait à droite la grande aile du sphénoïde ; en outre la lame criblée de l'ethmoïde était brisée dans toutes les directions. » Demme, après avoir rapporté ce fait, ajoute qu'il en a observé, pendant la guerre d'Italie, six autres analogues. On peut regretter qu'il ne donne à leur sujet aucun détail.

En 1865, le président *Lincoln* (3) (fig. 42 *c*), blessé d'une balle de revolver, succomba à une fracture manifestement indirecte de la base. La balle avait perforé l'occipital à 1 pouce ou 2 de la ligne courbe supérieure, et un 1/2 pouce à gauche de la ligne médiane. En explorant le trajet de la balle avec une sonde de Nélaton, on trouva à 2 pouces 1/2 une esquille, à 4 pouces la pièce de l'occipital détachée par la balle, à 6 pouces le projectile. La mort survint le lendemain matin. On constata que la balle avait passé à travers le lobe postérieur du cerveau, pénétré dans le ventricule latéral, et s'était logée dans la substance blanche, juste en avant du corps strié gauche. La perforation de l'occipital était circulaire, régulière, plus étendue sur la table interne. En outre, les deux voûtes orbitaires étaient fracturées, et les fragments refoulés vers la cavité crânienne ; les orbites étaient gorgées de sang.

Le cas publié par *Longmore* (4) (fig. 42 *d*) quelques mois plus tard, cas dans lequel l'autopsie avait été faite par Lawson, est très analogue. Il s'agit d'un matelot qui fut blessé au cap Juba d'une balle de mousquet ; elle entra au niveau du bord antérieur du pariétal gauche, à mi-chemin entre les sutures squameuse et épineuse, et se dirigea en arrière, presque parallèlement à la surface, pour sortir tout près de la bosse pariétale, en laissant dans l'os une fente de 1 pouce 1/2 de large sur 3 pouces 1/2 de long, et le brisant comminutivement autour de son point d'issue. La mort survint un mois après. Les méninges, au niveau du trajet de la balle, et le ventricule latéral étaient remplis de pus ; une large pièce du pariétal était détachée et adhérente seulement au cuir chevelu. Un fragment de la voûte orbitaire gauche,

(1) Macleod. *In* Holmes *System of Surgery*, 2e édit., 1870, II, 165.

(2) Demme. *Militoer-chirurgische Studien*, t. II, p. 6, 1864.

(3) Otis. *The medical and Surgical History of the rebellion*, part. I, vol. II, p. 305.

(4) Longmore. Note on some of the injuries sustained ty the late president of the United States. *Lancet*, 1865, I. 649.

de la grandeur d'un shelling, était fracturé et déprimé vers l'orbite ; il était entouré d'une petite quantité de sang coagulé ; il n'y avait du reste pas trace de violence périorbitaire.

Otis (1), dans son « Histoire chirurgicale de la guerre de Sécession », rapporte six faits considérés par les chirurgiens militaires qui les avaient observés comme des fractures indirectes de la base. Il en rejette trois, qui bien évidemment n'en sont point, mais en accepte trois autres dont les pièces figurent au musée médical militaire de Washington. L'une de ces pièces, pièce n° 3251, ne porte certainement pas de fracture indirecte ; la fêlure temporale horizontale qui traverse le crâne du côté opposé aux lésions produites par la balle est plus que probablement due à une chute consécutive à la blessure : elle a tous les caractères d'une lésion par force résistante extracrânienne.— Une seconde pièce, pièce n° 3254, est également douteuse, en l'absence de détails suffisants, et ses fractures, que l'auteur considère comme indépendantes, m'ont tout l'air d'être des fractures par irradiation. « L'orifice d'entrée, dit-il en effet, est juste au-dessus de la racine du zygoma, et de 3/4 de pouce de diamètre. Le condyle du maxillaire inférieur et la moitié postérieure de la cavité glénoïde sont brisés, ainsi que la pointe de la pyramide pétreuse, le trait de fracture passant par le méat auditif interne. Du foramen jugulaire partent deux traits de fracture qui gagnent le grand trou occipital, l'un en avant, l'autre en arrière du condyle. A droite de ce trou, part une fracture qui traverse l'occipital et gagne l'angle postérieur du pariétal droit. » — La troisième pièce décrite par Otis (pièce n° 830, déposée par J.-B. Green) ressemble davantage aux fractures indirectes (fig. 42 *e*). « Une balle de mousquet était entrée au centre de la partie gauche de la suture coronale, et était sortie à l'angle postéro-inférieur du pariétal droit, l'orifice d'entrée ayant 3/4 de pouce, l'orifice de sortie 1 pouce 1/4 de diamètre. Il existe une fracture de la voûte orbitaire droite, de l'écaille du temporal droit et du corps du maxillaire supérieur droit. Une fracture de l'occipital s'étend de l'orifice de sortie au trou jugulaire droit. La suture médio-frontale persiste, quoiqu'il s'agisse d'un crâne d'adulte ».

Les six pièces réunies par *Bergmann* (2) pendant la guerre russo-turque sont, au contraire, toutes les six également satisfaisantes. Voici leur description : — Pièce 1 (fig. 42 *f*). Sur le milieu de la partie gauche de la suture coronale se trouve une perte de substance de 3 centimètres de long sur 1 1/2 de large, dont le grand axe suit la suture. Quatre fragments osseux sont détachés de la partie latérale de cette perte de substance et glissés sous son rebord entre l'os et la dure-mère. Six plus petites esquilles et un fragment de 1 cm. 5 de long

(1) Otis. *Loco citato*, p. 304.

(2) Bergmann. Indirekte Schussfrakturen der Schœdelbasis. *Centr. fur Chirurgie*, 1880, p. 113. — Voir également Risse. *Casuistische Beitræge zur Lehre von den indirekten Schædelbruchen*. I. D. zur Wurzburg, 1878.

sur 7 millimètres de large, sont profondément enfoncés dans le cortex frontal. Sur la voûte orbitaire gauche se trouve une fissure avec écartement qui commence au niveau de la fente ethmoïdale, et en décrivant une légère convexité postérieure se dirige en dehors et en avant sur une longueur de 3 centimètres. Son bord antérieur est déprimé de quelques millimètres du côté de l'orbite. La dure-mère n'est pas déchirée mais au-dessous d'elle se trouve un caillot aplati recouvrant toute la voûte et se prolongeant dans le tissu orbitaire par la fente fissurale. — Pièce II (fig. 42 *g*). Sur le côté droit du crâne se trouve une plaie énorme étendue du front à la tempe ; la perte de substance osseuse a 4 centimètres de long sur 2 de large. Elle commence sur la bosse frontale droite, et se dirige en dehors ; son bord supérieur est taillé à pic, l'inférieur est très fragmenté : les fragments dépendent du frontal, de la grande aile du sphénoïde et de l'angle antéro-inférieur du pariétal. De nombreuses fissures partent de ce bord inférieur pour se diriger en bas et en arrière ; une courte se dirige en avant, dans le frontal, parallèlement au bord inférieur de la perte de substance, une des fissures postérieures va jusqu'à la mastoïde, une seconde à trajet semblable se réunit à elle en arc de cercle. De ces deux fissures part, parallèlement à la suture lambdoïde, une fissure qui gagne la bosse pariétale, où elle se divise en deux parties l'une gagnant la suture coronale, l'autre la suture lambdoïde. Les deux parties orbitaires du frontal, au point où elles rencontrent la lame criblée, sont aussi brisées en petits fragments dirigés du côté de la cavité orbitaire ; la lésion empiète sur la lame horizontale de l'ethmoïde, dont de nombreux fragments restent adhérents à la dure-mère lorsqu'on l'enlève. Latéralement les voûtes orbitaires présentent aussi de courtes fissures, longues de quelques millimètres. Le patient avait survécu deux jours à sa lésion. — Pièce III (fig. 42 *h*). Une perte de substance longue de 3 cm. 3 et large de 1 cm. 9 commence à la jonction des tiers antérieur et moyen de la suture sagittale pour se diriger de là en arrière, en faisant avec cette suture un angle de 10°. Les bords antérieur et latéraux de la perte de substance sont à pic, l'antérieur cerclé de deux fissures concentriques légèrement déprimées ; le bord postérieur est irrégulier, surtout au niveau de la table externe. Six fragments irréguliers, l'un de 1 cm. 5 carré, les autres plus petits, sont dispersés avec de la poussière d'os, dans le cortex. La lame horizontale de l'ethmoïde est brisée en nombreux fragments qui, à l'exception de deux ou trois déprimés vers les cellules ethmoïdales, sont restés à leur place. Des fissures qui divisent aussi en petits fragments toute cette lame, quelques-unes, surtout du côté droit, empiètent de quelques millimètres sur les voûtes orbitaires. — Pièce IV (fig. 42 *i*). Parallèlement à la moitié postérieure de la suture sagittale et à 2 centimètres d'elle se trouve une perte de substance piriforme longue de 3 centimètres, large de 1 cm. 5. Son extrémité antérieure, la plus large, est encerclée à distance d'une fissure limitant une pièce osseuse déprimée vers la cavité crânienne. Partout ailleurs ses bords sont irrégulièrement lisses, ses lésions s'étendant plus loin sur la table externe que sur l'interne. Deux fissures en partent, l'une se dirigeant en dedans et en arrière, l'autre en dehors et en arrière. Au-dessous de la perte de substance le cortex contient des fragments osseux et des débris de plomb. D'autre part est brisée la moitié droite de la lame criblée de l'ethmoïde et une bonne partie de la voûte orbitaire du frontal. Celle-ci est disjointe d'avec la lame ethmoïdale et déprimée ; de sa partie déprimée partent trois fissures, qui se dirigent l'une en avant, la seconde à travers sa partie moyenne, la troisième en arrière ; l'antérieure est la plus longue, 2 centimètres, les deux autres se réunissent en dehors et isolent aussi complètement un segment osseux.— Pièce V (fig. 51 *j*). La balle a creusé un sillon au-dessus du zygoma depuis l'oreille gauche jusqu'à l'apophyse orbitaire externe. Dans la fosse temporale gauche existe une perte de substance allongée d'où partent de nombreuses fissures vers la fosse cérébrale moyenne et en avant. D'autre part existent symétriquement sur les deux voûtes orbitaires, tout près de la suture ethmoïdale, deux petites dépressions presque quadrilatères. — Pièce VI (fig. 51 *k*). Sur le pariétal gauche existe une perte de substance qui se dirige d'avant en arrière parallèlement à la suture sagittale et à 2 centimètres d'elle. Elle commence à 2 centimètres en arrière de la suture coronale, est longue de presque 4 centimètres et plus étroite en avant qu'en arrière, où sa largeur atteint 2 centimètres ; son petit côté antérieur est entouré d'une fissure concentrique : la table externe est brisée sur une zone plus étendue que l'interne en ce point et sur les bords latéraux de la perte de substance. Au niveau du petit côté postérieur c'est la table externe. Deux gros fragments osseux, glissés sous ce bord et solidement fixés, avaient été enlevés pendant la vie. On avait aussi constaté une exophtalmie gauche et des sugillations des paupières. On trouva une fracture des deux voûtes orbitaires. De chaque côté, tout près de l'ethmoïde, était isolé par une fissure un fragment osseux profondément déprimé vers l'orbite. A gauche, partant de l'extrémité externe de cette dépression, une fissure à convexité antérieure, longue de 2 centimètres, se dirigeait en dehors et en arrière à travers la voûte orbitaire.

Peu après avoir décrit ces trois pièces, *Bergmann* (1) en signala une septième également probante (fig. 51 *l*). L'orifice d'entrée de la balle était à deux doigts au-dessus du zygoma droit, en avant du pavillon de l'orbite, l'orifice de sortie à l'angle de la mâchoire du même côté. On trouva le condyle du maxillaire enfoncé dans le crâne et le lobe moyen du cerveau dilacéré à ce niveau. Du trou optique se dirigeait en arrière et en dehors à travers la petite et la grande aile du sphé-

(1) Bergmann. Die Lehre von den Kopfverletgzungen. *Deutsche Chirurgie.* Lief 30, 1880, p. 213.

noïde une fissure à convexité interne ; il en partait en dedans une bifurcation qui se dirigeait d'abord vers le trou optique du côté opposé puis à côté et en avant de lui se coudait à angle droit pour atteindre

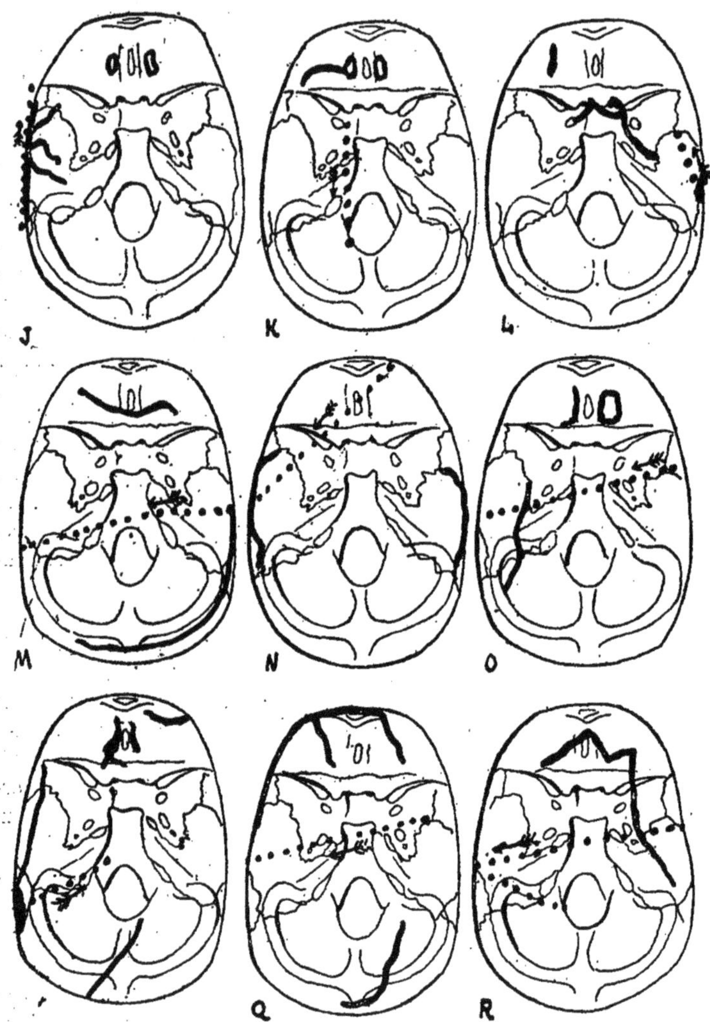

Fig. 51-59. — Exemples de fractures indirectes accidentelles par coups de feu (suite) : j, k, l) Bergmann ; m) Tiling, n, o, p) Rücker ; q) Tuffier ; r) Messerer.

le trou ovale. En outre, sur la voûte orbitaire gauche existait une fissure tout à fait indépendante, longue de 2 centimètres.

Tiling (1), la même année que Bergmann, raconte un autre fait de fracture indirecte consécutif à une tentative de suicide (fig. 51 *m*). L'orifice d'entrée de la balle était à 1 cm. 1/2 en avant et 3 centimètres au-dessus du rebord osseux du méat auditif droit ; l'orifice de sortie à 1 centimètre en arrière et 3 cm. 1/2 au-dessus du rebord osseux du méat gauche, dans le pariétal. On trouva une longue fissure passant à travers les deux voûtes orbitaires et une autre également longue passant au-dessus de la protubérance occipitale interne, n'atteignant pas à gauche le bord de l'occipital, à droite atteignant l'orifice d'entrée de la balle.

Rücker (2), dans sa thèse de Dorpat, 1881, publie trois nouveaux faits. Les voici : — 1re observation (fig. 51 *n*). W. H... reçoit dans le front une balle de pistolet à une distance de quinze pas. Dans le frontal, se trouve à 4 centimètres de la racine du nez et à 1 centimètre à droite de la ligne médiane un orifice presque circulaire de 15 millimètres sur 11. Tout près de la perte de substance se trouve un éclat de plomb. A droite de l'orifice est détachée une languette de la table interne ; en dehors et en haut, deux petites fissures de 4 millimètres traversent la table externe. En écartant le muscle temporal, on trouve, correspondant à la suture écailleuse, une traînée de sang large de 3 à 4 millimètres et longue de 5 centimètres ; après réclinaison de la dure-mère, on constate un écartement de cette suture et la pression sur l'écaille montre que cet os est mobile. Du côté droit, la suture squameuse, aussi bien en dehors qu'en dedans du crâne, est, elle aussi, marquée par une ligne rouge ; de ce côté aussi, quoique à un degré moindre, la pression sur l'écaille révèle une légère mobilité. La balle, irrégulièrement déformée, très aplatie, siégeait sous la pie-mère au niveau des 1re et 2e circonvolutions pariétales gauches. — 2e observation (fig. 51 *o*). Suicide avec une balle de revolver. A droite, sur le bord antérieur du temporal, près de sa suture avec la grande aile du sphénoïde, se trouve une ouverture osseuse ronde de 6 millimètres de diamètre ; ses bords sont complètement lisses. Après ablation du muscle temporal gauche se montre, au-dessus de la racine postérieure du zygoma, une pièce osseuse saillante de 2 cm. 1/2 de diamètre, qui ne mesure que 6 millimètres du côté de la table interne ; l'écaille temporale de ce côté est traversée par une fissure irrégulière qui, commençant au milieu de la suture sphéno-écailleuse, coupe le rocher à 1 centimètre en dehors du labyrinthe et va se terminer dans le canal osseux du sinus transverse. Cette fente n'a aucun rapport avec l'orifice de sortie de la balle. A gauche de l'apophyse

(1) Tiling. Indirekte Schœdelbrüche. *Peterburger Medicinische Wochenschrift*, 1880, p. 621.

(2) Rucker, *Experimentelle und casuistiche Beitræge zür Lehre von der Hohlenpression bei Schussverletzungen des Schædels* ; I D zu Dorpat, 1881, p. 15, 16 et 18 (fig. 1 et 2).

crista-galli, la voûte orbitaire est brisée sur une étendue de 3 centimètres. A droite, existe une fissure analogue et une perte de substance plus petite de 9 millimètres de long, irrégulièrement quadrilatère où a pénétré de la substance cérébrale. Du reste, aux deux lésions des voûtes correspondent deux pertes de substance du cortex. En outre, sur la face inférieure du cerveau, sur le pont de Varole et les pédoncules cérébelleux, se trouvent des îlots piquetés de sang. La substance cérébrale est très dilacérée sur tout le trajet de la balle. — 3e observation (fig. 51 *p*). Charge de plomb de chasse à la distance de quatre pieds. Sur la partie gauche du crâne se trouve une plaie énorme, de 16 centimètres de long sur 5 de large, remplie de matière cérébrale. Toute la partie gauche du crâne est brisée en fragments et se déprime sous le doigt ; il existe à son centre une large perte de substance formant l'orifice d'entrée de la balle ; la pièce osseuse correspondante est enfoncée dans les ventricules latéraux et, dans les parois du quatrième ventricule, on trouve 5 plombs et un fragment de papier. L'orifice d'entrée est à la hauteur de la bosse pariétale. Il en part 5 fissures : la 1re se dirige à droite et en avant, croise la suture sagittale, puis se recourbe pour se terminer dans la suture lambdoïde droite. La 2e passant plus en dedans se dirige à droite sur une longueur de 5 centimètres. Une 3e part de la partie inférieure de la perte de substance pour se diriger en arc de cercle en bas et en arrière, couper la suture lambdoïde gauche, et se terminer dans la fosse occipitale droite à 3 centimètres de la suture lambdoïde droite. La 4e fissure part du bord antérieur de l'orifice, se dirige parallèlement à la suture sagittale jusqu'à la bosse frontale, puis là, décrit un petit arc de cercle vers la gauche jusqu'à 3 centimètres au-dessus du rebord orbitaire gauche, traverse le frontal et va se terminer à la partie antérieure de la ligne demi-circulaire droite. A peu près à 6 centimètres de son origine, cette fissure donne une bifurcation qui gagne la suture coronale ; en outre du point où elle croise la même suture part une autre bifurcation qui va rejoindre la bifurcation précitée et la 1re fissure. La 5e fissure commence parallèlement à la 4e, puis se recourbe en bas pour atteindre la jonction de la grande aile du sphénoïde avec l'os temporal ; en haut de cette 5e fissure partent trois bifurcations : l'une, qui se perd dans la suture coronale, les deux autres allant rejoindre la 4e fissure et, en bas, deux dernières : l'une qui se dirige vers la jonction des parties écailleuse et mastoïdienne du temporal, l'autre qui va rejoindre la 3e fissure. A droite, se trouve une disjonction entre la grande aile et l'écaille ; au milieu de la grande aile existe une fissure antéro-postérieure qui comprend seulement la table externe ; l'écaille est, d'autre part, écartée de l'angle antérieur du pariétal. La lame horizontale ethmoïdienne gauche est, sans aucune continuité avec les fissures ci-dessus décrites, brisée en nombreux petits fragments, tous défoncés vers les fosses nasales ; à droite, cela existe aussi, mais à un moindre degré.

Du côté gauche partent quelques petites fissures vers la selle turcique. Notons que de la 4e fissure de la voûte, au moment où elle passe au-dessus du rebord orbitaire droit, part une fissure longue de 2 centimètres qui atteint la voûte orbitaire de ce côté. En outre, de la pointe de la petite aile gauche du sphénoïde part une fente qui traverse la suture sphéno-pariétale puis coupe le plancher de la fosse moyenne à 2 centimètres de la base du rocher, pour se réunir avec la 5e fissure.

L'année même de la publication du travail de Rücker, M. *Tuffier* (1) (fig. 51 *q*) décrivait, devant la Société anatomique, un fait, également observé avec soin, de fracture indirecte de la base par coup de feu. Il s'agit, dans son observation, d'un homme de 30 ans qui s'était tiré un coup de revolver et avait succombé en quelques minutes, après avoir présenté un emphysème étendu des paupières. On trouva à l'autopsie, au niveau de la région temporale droite, une plaie circulaire d'environ 7 millimètres de diamètre, au niveau de la suture sphéno-temporale. Dans la région pariétale gauche, il y avait une petite tuméfaction arrondie. A droite, autour de l'orifice d'entrée, existait un léger épanchement sanguin, à gauche une énorme infiltration de toute la région temporo-pariétale. Le projectile était enclavé dans les esquilles de l'orifice de sortie et tomba quand on sectionna le péricrâne ; il était aplati, irrégulier, sa partie postérieure ayant toutefois conservé sa forme et mesurant 6 millimètres de diamètre ; les esquilles qui le maintenaient adhéraient au reste du crâne par leur extrémité périphérique et leur centre était saillant du côté des téguments. La substance cérébrale faisait hernie à travers l'orifice d'entrée qui mesurait environ 15 millimètres de diamètre et dont les bords étaient taillés en biseau aux dépens de la table externe ; l'orifice de sortie était deux fois plus grand ; ni de l'un ni de l'autre ne partait de trait de fracture. Mais il existait plusieurs solutions de continuité indépendantes : en avant, trois fêlures s'irradiaient de la bosse frontale gauche comme centre ; l'une s'étendait en arrière jusqu'au milieu du pariétal gauche où elle s'arrêtait après avoir traversé la suture fronto-pariétale ; les deux autres descendaient obliquement en dehors sur les arcades sourcilières qu'elles traversaient, pour se prolonger sur les lames criblées de l'ethmoïde et de la paroi supérieure de l'orbite en séparant un fragment du frontal, fragment triangulaire à sommet supérieur, s'arrêtant en bas à l'étage moyen. En arrière existait une longue fissure passant au-dessus de la protubérance occipitale mais n'atteignant pas l'orifice d'entrée. La dure-mère présentait deux orifices par lesquels avait passé la substance cérébrale.

(1) Tuffier. Fracture du crâne par coup de feu ; traits de fracture sans communication avec les orifices de la balle. *Bull. Soc. anat.*, 1881, 4e s., t. VI, p. 145.

En 1884, *Messerer* (1) publie en Allemagne une nouvelle observation (fig. 51 *r*). Un homme de 24 ans s'était tiré deux coups de revolver dont l'un dans la tempe droite et succombait trois jours après. A l'autopsie on trouva l'orifice d'entrée à égale distance de l'angle externe de l'œil et du méat auditif, un peu en avant de l'artère méningée : il était rempli de fragments osseux et de substance cérébrale. De là, la balle s'était dirigée horizontalement et un peu en arrière jusqu'à la dure-mère du côté opposé au niveau du sillon de Rolando gauche, puis elle s'était réfléchie, avec un angle de 45 degrés à droite et en arrière, et était allée se perdre dans le lobe temporal, au-dessus du ventricule latéral, à 2 centimètres de la ligne médiane. Après enlèvement de la dure-mère on trouva sur la base du crâne une fissure commençant sur la voûte orbitaire gauche, traversant l'ethmoïde, la voûte orbitaire droite, puis, là, se coudant pour se diriger en arrière à travers la petite et la grande aile du sphénoïde jusqu'au bord antérieur du rocher droit, près de sa base.

En 1884 également, une observation de *Moty* (fig. 60 *s*) était présen-

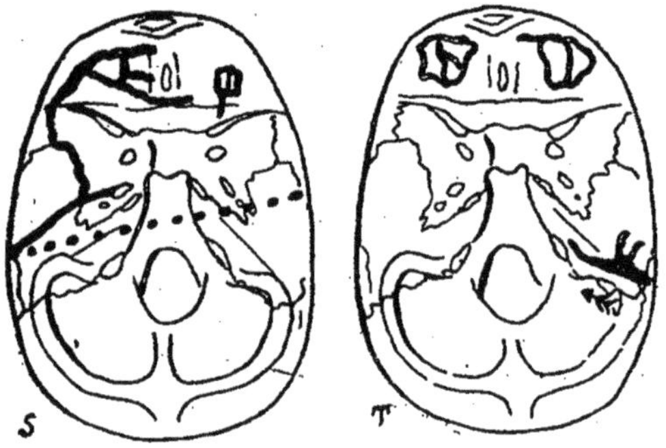

Fig. 60-61. — Exemples de fractures indirectes accidentelles par coups de feu (suite et fin) : s) Moty ; t) Dzievonski.

tée par M. Chauvel (2) à la Société de Chirurgie. Un Arabe avait été tué par un coup de feu tiré à très petite distance. L'autopsie fit constater une ecchymose palpébrale et sous-conjonctivale des deux côtés, un écoulement de sang par les deux narines et une plaie située au-dessus de l'oreille gauche et aboutissant à une perforation osseuse arrondie et de très petit diamètre. La balle avait traversé tout l'encéphale jusqu'à l'os du côté opposé, au niveau du lobe pariétal droit ; elle était déformée ; de nombreuses et petites esquilles tapissaient la première partie de son trajet. Du trou d'entrée du projectile partait une fissure se dirigeant verticalement en bas et gagnant le bord supérieur

(1) Messerer. Ein Fall von indirekter Schussfraktur des Schœdels. *Centr. f. Chir.*, 1884, p. 197.

(2) Chauvel. Rapport sur : Moty. Coup de feu pénétrant du crâne, fracture par contre-coup. *Bull. et Mém. Soc. Chirurgie.* Nouvelle série, t. X, 1884, p. 543.

de la grande aile du sphénoïde ; là elle se bifurquait : sa branche la plus courte franchissait la suture sphéno-temporale, décrivait une courbe à convexité postérieure et aboutissait au trou ovale gauche, où elle s'arrêtait ; sa branche principale se portait en avant et suivant la suture sphéno-temporale, séparait de la voûte orbitaire l'extrémité de la petite aile du sphénoïde puis quittait la suture sphéno-frontale à angle droit et gagnait la partie moyenne de la voûte orbitaire où elle circonscrivait une esquille triangulaire, de la dimension d'une pièce de un franc, qu'elle séparait complètement des os voisins. Du côté interne de ce triangle partaient trois fissures qui se perdaient, l'une au tiers moyen de la lame criblée de l'ethmoïde, l'autre à son tiers postérieur, la troisième en arrière, se prolongeant un peu au delà de la ligne médiane. Il existait en outre, à la partie postérieure de la voûte orbitaire droite, une esquille osseuse quadrangulaire, séparée par une fente très étroite en deux parties et isolée du reste de l'os par une large fissure présentant un prolongement, très court, vers la petite aile de sphénoïde. Cette esquille était déprimée à sa partie antérieure du côté de l'orbite, et le tissu cellulaire de cette cavité faisait saillie dans l'intérieur du crâne ; en examinant avec soin l'esquille détachée de la voûte orbitaire gauche, on constatait également que sa portion antérieure était plus complètement détachée que la postérieure du plan osseux dont elle provenait.

Enfin, en 1886, *Dzievonski* (fig. 60 *t*) publiait à Alger une nouvelle et dernière observation de fracture indirecte par coup de feu. Un homme d'une quarantaine d'années était mort quatorze heures après s'être tiré une balle de revolver dans la tempe droite. Le cadavre présentait de l'ecchymose des paupières et, au niveau du conduit auditif externe droit, une plaie par laquelle une sonde pénétrait de 6 ou 7 centimètres dans le rocher. La balle, après avoir dilacéré complètement le lobe sphénoïdal, était allé se perdre dans la scissure interhémisphérique, au niveau du lobe paracentral. Le rocher était évidé par la balle suivant un trajet légèrement oblique de dehors en dedans, d'arrière en avant, et de bas en haut ; il existait une fracture esquilleuse à petits fragments intéressant la portion pyramidale de l'os et un peu la partie écailleuse. Outre cette lésion locale existait, au niveau des deux voûtes orbitaires et dans toute l'étendue de ces voûtes, un véritable enfoncement de la table osseuse : la perte de substance ayant des deux côtés, la forme d'un triangle à sommet postérieur. Les voûtes très minces étaient littéralement morcelées. Les nombreuses petites esquilles étaient déviées en bas. Ces lésions étaient nettes, sans irradiation, sauf du côté droit où l'on trouvait un petit trait de fracture se dirigeant de l'angle antéro-interne du triangle osseux décrit vers la lame

(1) DZIEVONSKI. *Des fractures indirectes du crâne par coup de feu.* Br. in-8, Alger, 1886, p. 2.

criblée de l'ethmoïde, sur une étendue de 1 centimètre seulement. Il n'y avait pas la moindre communication entre la fracture du rocher droit et celle des orbites.

Les pièces expérimentales de fractures indirectes de la base du crâne par coup de feu sont beaucoup plus rares que les précédentes. Heppner, Garfinkel, Busch, Kocher ne constatèrent dans leurs recherches que des dégâts trop diffus pour avoir un intérêt d'étude. Le premier et le seul, *Rücker* (fig. 62-64) en 1884, obtint en prenant soin d'injecter préalablement ses cadavres, de véritables fractures de ce genre. Il en décrit six pièces dont trois sont simplement des fractures irradiées directes, immédiates (pièces VIII, IX) ou médiates (VII), tandis que les trois autres sont bien des fractures indirectes ; en voici la description : — Cas I. Distance 80 centimètres, orifice d'entrée sur le pariétal droit, à 4 centimètres de la suture lambdoïde ; orifice de sortie du côté opposé, un peu plus en avant. En dehors des fissures partant de ces orifices on constate, à 1 centimètre à droite de la jonction de la lame criblée de l'ethmoïde avec le toit

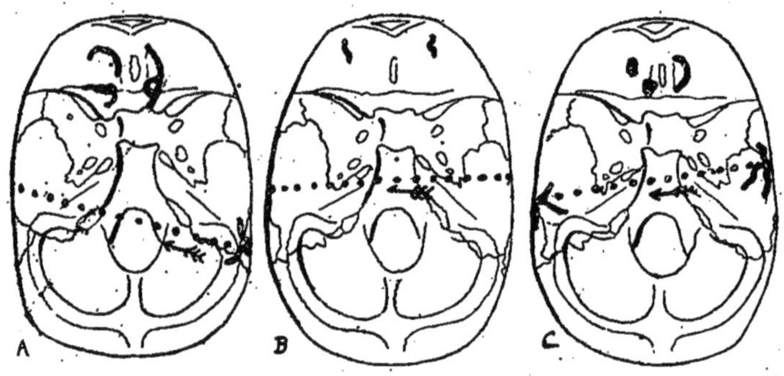

Fig. 62-64. — Fractures indirectes expérimentales par coup de feu (Rücker).

de l'orbite, une fissure courbe rasant le bord de la suture, et allant se terminer dans le trou optique. Avant d'y arriver elle envoie vers la ligne médiane une bifurcation qui, se recourbant en avant, isole un petit fragment osseux adhérent par sa partie antérieure et déprimé par la postérieure de près de 3 centimètres. A gauche, un peu plus en avant, commence également un trait de fracture, long de 2 cm. 1/2 environ et qui atteint à peu près le milieu de la voûte orbitaire après avoir décrit une courbe à convexité antérieure ; la pièce ainsi mobilisée est déprimée comme elle du côté opposé. Plus près de la ligne médiane, en arrière de la jonction de la lame criblée et du toit de l'orbite est détaché complètement un petit fragment osseux de 1 cm. 1/2 de long sur 5 millimètres de large. De l'angle postérieur de la perte de substance part une petite fissure à convexité dirigée en dehors. —

Cas II. Distance 120 centimètres. Orifices d'entrée et de sortie au milieu du plan demi-circulaire. Fissures directes. Sur la partie horizontale du frontal, en avant de sa jonction avec la lame criblée, se trouvent à droite et à gauche deux petites fissures antéro-postérieures de 2 centimètres. — Cas III. Distance 20 centimètres. Orifice d'entrée sur la ligne écailleuse droite, à 3 centimètres de la suture coronale ; orifice de sortie à 3 centimètres de la bosse pariétale et à 2 centimètres de la suture écailleuse. Fissures directes partant de ces orifices. En outre, dans la fosse cérébrale antérieure se trouve à droite, sur la lame criblée, une fissure demi-circulaire longue de 1/2 centimètre, limitant avec la suture ethmoïdo-frontale une petite pièce osseuse déprimée. A gauche, sur la partie postérieure de la lame criblée se trouve détaché un petit fragment triangulaire à base externe légèrement déprimée, et en avant, une toute petite perte de substance quadrilatère : la pièce osseuse correspondante est repoussée vers l'extérieur de près de 4 millimètres.

III. — De quelques caractères conditionnels et anatomo-pathologiques des pièces précédentes.

Telles sont les observations de fractures indirectes de la base du crâne, accidentelles ou expérimentales, que nous avons pu réunir.

Résumons en quelques mots les conditions dans lesquelles elles se sont produites et leurs caractères anatomiques.

Les conditions des traumatismes à la suite desquels on les a constatées sont assez variables. Nous avons vu que c'étaient tantôt des traumatismes ordinaires, tantôt des coups de feu.

Parmi les *fractures par traumatismes ordinaires* nous relevons plusieurs chutes de la hauteur du corps, dans des rixes d'ordinaire, et un bon nombre de précipitations : cinq sur dix. Dans tous les cas, sauf dans un où le siège exact du point frappé n'est pas déterminé (Vincent, obs. IV), on a constaté, conjointement à la fracture indirecte, une fracture irradiée vulgaire. En réalité rien de précis ne ressort de ces faits : au contraire, les faits expérimentaux de Perrin nous apprennent qu'on peut produire une fracture indirecte par précipitation sur une partie solide du crâne, lorsque le contact se fait suivant une large surface ; les pièces de Hermann nous montrent d'autre part qu'on peut les produire par écrasement du plancher crânien entre les branches d'un étau ; ce sont là des notions précieuses sur lesquelles nous aurons à revenir.

Relativement aux *fractures par armes à feu*, les faits accidentels de fractures indirectes ne nous apprennent pas grand'chose non plus. La balle a tantôt traversé le crâne de part en part, dans toutes les directions possibles, soit en sortant, soit en y demeurant ; tantôt elle n'a fait que le raser sur les parties latérales, ou sur le vertex ; enfin, des orifices d'entrée ou de sortie se sont irradiés parfois, parfois ne se sont pas irradiés des traits de fracture plus ou moins étendus. Les expériences de Rücker nous montrent cependant qu'une condition indispensable des fractures indirectes expérimentales par coup de feu, c'est l'injection préalable des vaisseaux du cadavre, en d'autres termes, le remplissage par une matière solide de la cavité crânienne : point important qui, nous le verrons en étudiant les théories proposées pour expliquer les fractures indirectes, suffit pour en écarter plusieurs.

Quoi qu'il en soit, les conditions pathogéniques dans lesquelles se produisent les fractures indirectes ne ressortent en rien de l'examen des pièces accidentelles, et s'éclairent de quelques lueurs à peine à l'examen de leurs pièces expérimentales.

Les constatations anatomo-pathologiques que permettent les unes et les autres sont plus intéressantes.

Sur dix *fractures indirectes par traumatisme ordinaire*, accidentelles, une fois la fracture siège dans la fosse occipitale ; deux fois, le rocher est coupé à sa partie moyenne ; neuf fois enfin, conjointement avec les lésions précédentes ou isolément, les voûtes orbitaires sont fracturées ; leur fracture affecte quatre fois le caractère d'un éclatement des parties centrales, cinq fois elle part du rebord sphénoïdien postérieur au point faible existant près de son extrémité externe. Dans tous les cas où l'attention de l'auteur a été attirée sur le niveau des fragments ou des bords du trait fractural, on note leur soulèvement parfois considérable du côté de la cavité crânienne, et la précipitation dans celle-ci à la suite du fragment ou du clapet osseux, de la graisse de l'orbite, absolument comme si la fracture avait eu pour cause une brusque augmentation de pression du contenu de la cavité orbitaire.

Les faits expérimentaux de Hermann contrôlent ces données. Celui de M. Perrin nous montre, au contraire, une fracture indirecte de caractère tout à fait particulier, siégeant à la partie antérieure d'un frontal qui présente encore, quoiqu'il s'agisse d'un adulte, sa suture médio-frontale.

Sur vingt-trois *fractures par coup de feu*, accidentelles ou expérimentales (elles sont si bien identiques anatomo-pathologiquement qu'il nous semble inutile de les séparer) nous trouvons : une disjonction de l'écaille temporale, une fracture de la fosse occipitale droite, une fracture perpendiculaire du rocher et vingt-deux fois des fractures des voûtes orbitaires. Vingt fois elles se limitent au centre d'une des deux voûtes ou au voisinage de la lame criblée ethmoïdienne ; une fois leur trait se perd au trou optique, une autre fois il se prolonge à travers la fente sphénoïdale avec une fracture de l'étage moyen : jamais il n'affecte ce caractère si commun aux fractures indirectes par traumatisme ordinaire, de partir du rebord orbitaire postérieur en son point externe faible. Autre différence : tandis que dans les fractures indirectes de la voûte orbitaire par traumatisme ordinaire nous avions noté la constante saillie des fragments vers la cavité crânienne, ici nous notons leur saillie tantôt dans ce sens, tantôt vers la cavité orbitaire ; il semble même que dans certains cas il y ait eu impulsion en ces deux sens, successivement : le fragment osseux ayant d'abord déprimé la graisse orbitaire et celle-ci, glissant au-dessus de lui, ayant ensuite fait hernie dans la cavité crânienne.

Nous ne sommes pas encore en mesure d'expliquer ces grandes analogies et ces petites différences que présentent les fractures indirectes par traumatisme ordinaire et les fractures indirectes par coup de feu. Retenons seulement les uns et les autres, qui nous serviront tout à l'heure de sérieux appoint pour expliquer leur pathogénie.

IV. — Considérations théoriques.

Les fractures indirectes de la base du crâne offrent donc au point de vue anatomique des caractères bien personnels. Bien des théories ont été jusqu'ici émises, sans grand succès, pour les expliquer.

Nous allons les étudier, démontrer leur insuffisance et proposer à leur place la théorie qui nous semble ressortir avec une parfaite netteté de nos recherches graphiques.

A. Mécanisme des fractures indirectes par traumatisme ordinaire. — Un certain nombre d'auteurs, disons-le tout d'abord, ont encore tout récemment affirmé que les fractures indirectes par traumatisme ordinaire n'existaient pas en réalité, et qu'il n'y avait point, dès lors, à leur chercher de théorie pathogénique particulière. « Ce sont, disait notre vénéré maître, M. Trélat (1), à la *Société de Chirurgie* en 1884, des fractures indépendantes, cela est vrai, mais elles n'en semblent pas moins être le prolongement d'une fissure qui s'est arrêtée à un point donné pour reparaître un peu plus loin. En conséquence, ce qui fait qu'elles sont indépendantes, c'est qu'elles sont séparées de cette fissure par une petite portion de substance intacte. » M. Després (2) ajoute même : « Peut-être que si l'on cherchait bien l'on trouverait que cette interruption du tracé n'est pas aussi réelle qu'elle en a l'air et que seule la table que l'on a sous les yeux est intacte, l'autre étant fissurée. » — Avons-nous besoin de dire que les caractères anatomiques des pièces que nous avons étudiées plus haut autorisent à rejeter catégoriquement cette assertion : des fractures indirectes de la base existent bien sans que leur trait puisse être le moins du monde considéré comme faisant suite, même avec interruption, aux irradiations portées au point d'application de la force.

Les deux théories que nous allons maintenant exposer sont de pures hypothèses, non plus anatomiques mais mécaniques et elles aussi en contradiction avec les faits.

(1) Trélat in Discussion travail Chauvel, *loco citato*, p. 589.
(2) Després in Discussion travail Chauvel, *loco citato*, p. 540.

a) La plus ancienne de beaucoup c'est la THÉORIE DES VIBRATIONS PROPAGÉES. Cette théorie, théorie de l'Académie de Chirurgie, universellement adoptée autrefois, alors qu'on regardait toutes les fractures de la base du crâne comme des fractures indirectes, reste-t-elle, ainsi que le pensent de nombreux auteurs, applicable aux rares observations qu'il est encore possible de faire rentrer dans cette variété. Le crâne, disent-ils, est un solide géométrique, un sphéroïde, et l'ébranlement communiqué en un point de sa voûte par un corps vulnérant de grande surface se propage à toute son étendue et fracture les points, même éloignés du choc, qui présentent une résistance inférieure à la force du mouvement communiqué. Il suffit de leur répondre, réponse valable pour les fractures indirectes comme pour les fractures directes : le crâne n'est pas un sphéroïde, mais les cinq huitièmes seulement d'un sphéroïde, c'est-à-dire une voûte ; réponse qui suffit pour rejeter sans plus ample informé la théorie des vibrations propagées.

A plus forte raison, doit-on repousser sans hésitation la modification apportée par Nancrede à cette théorie : modification suivant laquelle les vibrations propagées, au lieu d'agir sur les points faibles de la base, agiraient sur les points épais et solides parce qu'elles y subiraient une amplification proportionnelle à l'épaisseur des tissus : c'est là une supposition absolument gratuite et qui repose sur deux idées fausses : la première, d'ordre anatomique, c'est que les fractures indirectes de la base siègent sur ses parties les plus fortes alors qu'elles siègent toujours sur ses parties faibles, la seconde d'ordre mécanique, c'est que des vibrations passant d'une partie mince à une partie plus volumineuse subissent une amplification alors que le contraire seul est vrai, sans contestation possible.

b) M. Vincent, dans une récente et intéressante étude, propose d'attribuer les fractures indirectes de la base au CONE DE SOULÈVEMENT qui se fait à l'opposé du cône de dépression produit par l'agent traumatique. « On admet, dit-il, que si le traumatisme a lieu sur la région frontale, sur le sommet de la tête, au cône de dépression percuté ne saurait répondre un cône de soulèvement, et la raison qu'on en donne, c'est que la base du crâne présente une résistance absolue ; soutenue par la colonne vertébrale, elle ne peut fléchir. Je veux bien admettre que ce soulèvement de la base du crâne ne puisse pas se faire dans la moitié et même, à la rigueur, dans les deux tiers postérieurs, mais en est-il de même pour l'étage antérieur ? En ce point les os de la base sont placés en dehors de l'action du rachis ; s'ils doivent se déformer pour constituer un cône de soulèvement, cette tige ne peut en aucune façon empêcher cette action de se produire. Il serait peut-être téméraire de dire que la mise en jeu de l'élasticité des voûtes orbitaires suffit à déterminer la solution de continuité. Mais n'est-il pas possible que de la combinaison des vibrations consécutives à la propagation du choc par la paroi osseuse avec l'accroissement de la pression intracrânienne et avec la constitution d'un coin de soulèvement, résulte la fracture de parties osseuses qui offrent normalement un certain degré de fragilité. » La théorie de M. Vincent, séduisante au premier abord, ne résiste pas à l'examen des faits. En effet, les fractures indirectes de la base s'accompagnent à peu près constamment d'une propulsion des fragments vers la cavité crânienne, incompréhensible si l'on admet que ces fractures résultent d'un cône de soulèvement ; d'autre part elles succèdent presque toujours, nous l'avons noté dans la partie statistique de notre étude, à des traumatismes portant sur les parties latérales ou postérieures du crâne, c'est-à-dire incapables, même en admettant l'existence du cône de soulèvement basilaire, de produire ce cône au niveau des voûtes orbitaires.

Les théories jusqu'ici émises pour expliquer les fractures indirectes de la base du crâne résultant de traumatismes ordinaires sont donc absolument insuffisantes. Dans le but d'en découvrir si possible une susceptible de les suppléer, nous avons réalisé sur des têtes entières, non dépouillées de leurs parties molles, les variétés de traumatismes qui produisent le plus souvent les fractures indirectes, en même temps que nous enregistrions graphiquement les vibrations des régions crâniennes où ces fractures se localisent alors. Nous espérions ainsi et nous croyons avoir réussi à en découvrir le mécanisme intime.

Nos expériences comprennent deux groupes de faits. — Dans le premier nous avons enregistré les vibrations de la région frontale sur des têtes soit percutées au niveau de la protubérance occipitale externe, soit précipitées sur cette protubérance d'une petite hauteur. — Dans le deuxième, nous avons enregistré les vibrations des voûtes orbitaires à la suite des variétés de traumatismes suivants : a) percussion sur le vertex d'une tête entière ; b) percussion sur un point déterminé de la ceinture osseuse péribasilaire ; c) percussion sur le vertex d'une tête avec fracture irradiée, le coup portant sur un ciseau introduit dans le trait de fracture; d) précipitation sur un point de la ceinture péribasilaire. Notons tout d'abord le dispositif et les résultats graphiques de ces diverses expériences ; nous en tirerons ensuite les conclusions qu'elles comportent.

1er Groupe. — Pour réaliser ce premier groupe d'expérience, ayant pour but l'enregistrement des vibrations frontales, nous plaçons sur les bosses frontales de la tête en expérience, à un écartement de 10 centimètres, les tambours déjà décrits et nous les mettons en communication avec le cylindre de Marey, de manière à obtenir deux tracés parallèles et simultanés. Puis, ou bien nous frappons la protubérance occipitale avec un maillet recouvert de flanelle, ou bien nous laissons tomber la tête sur l'occiput d'une hauteur variant de 50 à 70 centimètres sur un coussinet plat de sable recouvrant une dalle de pierre.

Dans les deux cas, les tracés droit et gauche sont analogues : ils commencent par un crochet positif très marqué suivi, s'il y a eu percussion, d'un crochet négatif peu accentué ; s'il y a eu précipitation de toute une série d'ondulations positives et négatives (fig. 65-66). Nous ne saurions insister ici sur la raison de ces différences, le seul point qui nous intéresse étant l'existence constante du crochet positif de début.

2e Groupe. — La réalisation expérimentale de notre second groupe d'expériences, — enregistrement des vibrations des voûtes orbitaires — était plus difficile.

Le trépied dont nous nous sommes servi a été, comme le tambour employé pour les expériences précédentes, décrit dans la thèse de l'un de nous, mais nous avons dû le modifier légèrement, pour pouvoir le rendre susceptible d'enregistrer, par l'orbite, les vibrations de la voûte orbitaire, et éviter toute cause d'erreur. Ainsi modifié cet appareil (fig. 67-72) est composé de trois tiges métalliques (a) portant deux pas de vis. L'un inférieur, est destiné à se fixer sur le crâne, l'autre supérieur formant écrou, supporte une lamelle métallique triangu-

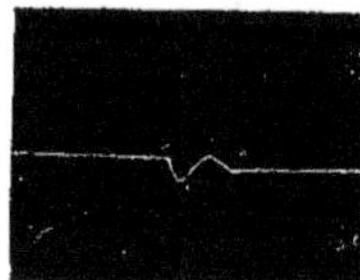

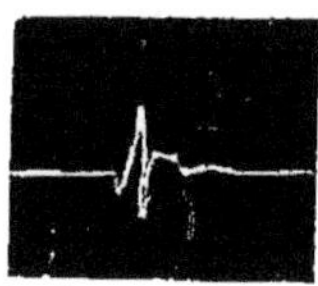

Fig. 65-66. — Graphique des mouvements du frontal, à la suite de traumatisme occipital : a) par coup ; b) par précipitation.

laire (b). Celle-ci offre en son milieu un orifice avec vis fixatrice pour soutenir un tambour (c), portant au centre de la membrane qui le ferme un petit cône léger, adhérent par sa base et ayant, près de son sommet, un orifice par lequel on peut fixer un fil fin et solide. La partie supérieure cylindrique de ce tambour, tambour récepteur, se continue avec un tube de caoutchouc qui aboutit lui-même à un tambour enregistreur inscrivant les vibrations sur le cylindre de Marey. — Pour placer cet appareil, il est nécessaire de mettre largement à nu la face inférieure de la voûte orbitaire, par résection d'une partie du massif osseux facial. Dans ce but, un trait de scie est mené, partant de l'apophyse orbitaire externe, un peu au-dessus de l'articulation temporo-maxillaire et allant aboutir vers le milieu de la fente sphéno-maxillaire, ensuite, avec la cisaille coupante, sont sectionnées l'apophyse zygomatique vers son milieu, puis l'apophyse montante du maxillaire supérieur, le plus haut possible, enfin la voûte palatine vers la ligne médiane. Pesant alors sur un davier, nous produisons une fracture allant de l'apophyse montante du maxillaire supérieur à la fente sphénoïdale et une seconde fracture de l'apophyse ptérygoïde à sa base. Le massif osseux ainsi isolé est aisément détaché au scalpel, et la voûte orbitaire mise à nu sur une suffisante surface pour permettre le placement de l'appareil. — Les trois tiges du trépied sont vissées, l'une au niveau de l'apophyse orbitaire externe, l'autre sur la partie la plus interne de l'arcade sourcilière, la troisième enfin en

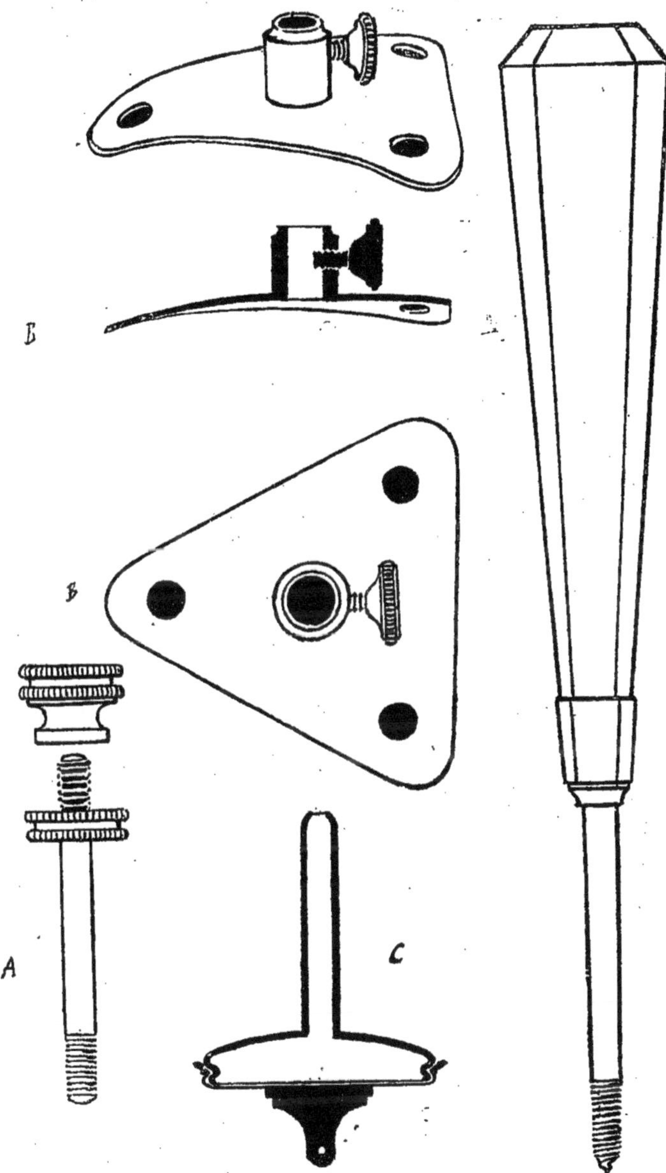

Fig. 67-72. — Détails du trépied employé pour l'enregistrement des mouvements de la voûte orbitaire : a) tige d'appui, b, b' b") lamelle métallique ; c) tambour ; d) perforateur.

arrière du trou optique, sur la partie antérieure du corps du sphénoïde. Ceci fait, avant de monter l'appareil, nous faisons, avec une pointe fixe un petit trou sur le milieu de la voûte orbitaire, et dans ce trou nous plaçons une très petite vis à laquelle nous fixons un fil assez long, fin et solide. Nous montons ensuite l'appareil sur le trépied représenté par les trois tiges métalliques vissées sur le crâne. Le fil, noué d'une part à la vis fixée sur la voûte orbitaire, est attaché d'autre part au petit cône surmontant la membrane du tambour, après avoir été passé dans l'orifice que nous avons décrit. Il doit être assez fortement tendu, et exercer une traction sur la membrane du tambour, de manière à transmettre avec précision les oscillations de la voûte orbitaire et à éviter tout ébranlement de cette membrane pendant le choc.

De même que nos expériences avec le tambour cylindrique étaient assurées par les expériences du contrôle antérieurement faites par l'un de nous, nous avons tenu, avant de nous fier à ce nouvel appareil, à vérifier s'il ne renfermait pas en lui-même de cause d'erreur. Dans ce but, après l'avoir disposé comme nous venons de le dire, nous avons ébranlé à plusieurs reprises, fortement, la tête en expérience : l'appareil inscripteur n'enregistra aucune oscillation. Il est bien entendu nécessaire, pour obtenir ce résultat négatif et satisfaisant, que les tubes de caoutchouc soient libres, sans aucun contact avec le rebord de la table à expérience : au moindre de leur choc contre un corps quelconque, des oscillations trompeuses seraient enregistrées.

Ajoutons que dans nos expériences avec le trépied, comme dans les expériences déjà citées avec le tambour, nous avons toujours donné au cylindre enregistreur de Marey sa vitesse maxima, soit un tour ou 42 centimètres en deux secondes, les vitesses moindres ne permettant pas d'enregistrer des vibrations aussi rapides que celles que nous avons à étudier.

Ce dispositif expérimental bien fixé, revenons au résultat de nos expériences où, nous l'avons déjà dit, nous avons réalisé quatre variétés différentes de traumatisme :

a) *Percussion sur le vertex d'une tête entière.* — Pour cette percussion, nous nous sommes servi du même cylindre d'acier de 7 millimètres de diamètre, que pour nos premières expériences avec les tambours, la tête étant appuyée sur la table d'expérience par le côté droit. — Nous avons obtenu constamment un crochet positif considérable, suivi d'un crochet négatif très petit ou nul : la voûte orbitaire est donc violemment projetée vers l'appareil, du côté de la cavité orbitaire (fig. 73-74).

b) *Percussion sur la ceinture péribasilaire.* — Même instrument et même position de la tête. Nous faisons porter nos chocs sur la ceinture péribasilaire, successivement : au-dessous de la protubérance occipitale externe, au niveau de la base de l'apophyse mastoïde, au pied de l'apophyse orbitaire externe, α) Par percussion au-dessous de la protubérance occipitale externe, nous obtenons des tracés de la voûte orbitaire commençant par une oscillation négative énorme à segment descendant presque vertical, et suivie de deux oscillations positives (fig. 75, a, b).

β) Par percussion au niveau de la base de l'apophyse mastoïde nous obtenons des tracés commençant également par une oscillation

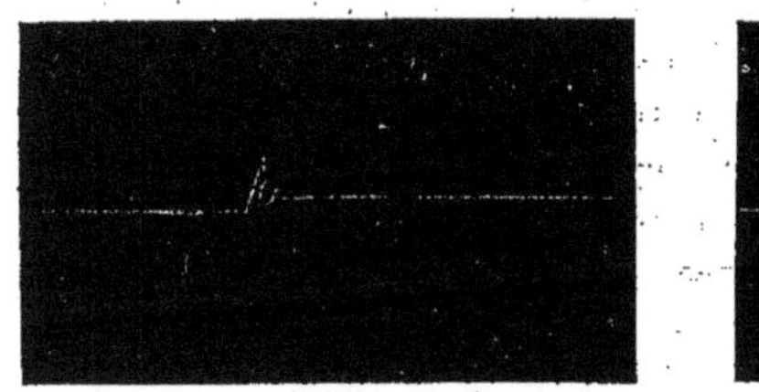

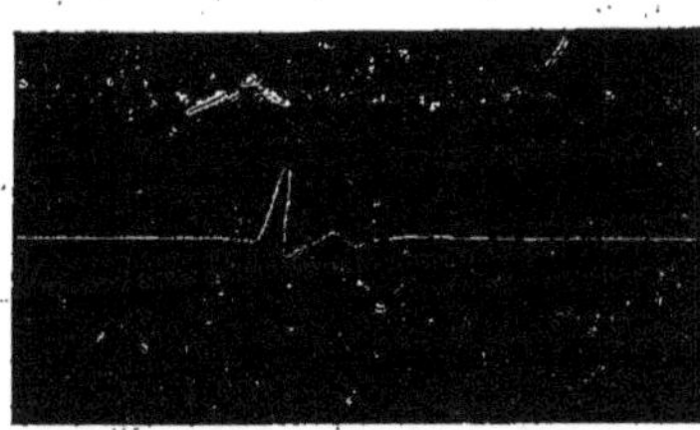

FIG. 73-74. — Graphique des mouvements de la voûte orbitaire à la suite d'un coup sur le vertex : a) sans crochet négatif secondaire ; b) avec crochet négatif.

négative, mais certainement moins brusque et moins marquée, à choc égal, qu'après les percussions sur la protubérance occipitale. En outre l'oscillation positive qui suit l'oscillation négative est insignifiante : c'est à peine si elle dépasse le niveau du tracé de la plume au repos ; elle ressemble à ces vibrations dans les corps brusquement agités avant leur retour à l'immobilité, plutôt qu'à une vibration due à quelque nouveau facteur mécanique (fig. 75, c).

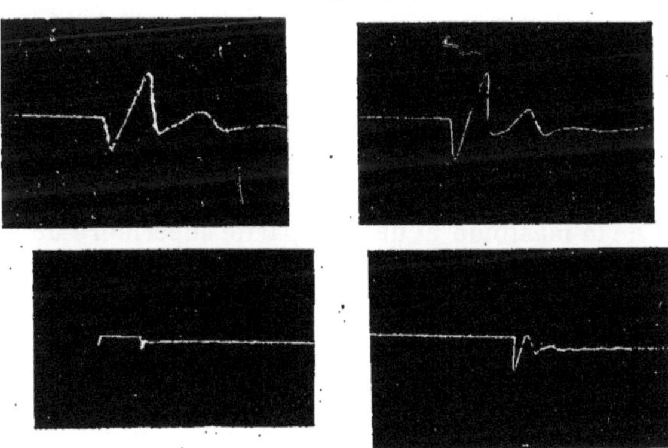

FIG. 75-78. — Graphique des mouvements de la voûte orbitaire à la suite de coups portant sur la ceinture osseuse péribasilaire : a, b) au niveau de l'occiput ; c) au niveau de la base de la mastoïde ; d) au niveau du pied de l'apophyse orbitaire externe.

γ) Par percussion sur le pied de l'apophyse orbitaire, l'oscillation négative est, comme dans les percussions occipitales, considérable, son tracé descendant étant peut-être plus brusque encore. L'oscillation positive consécutive est très faible, et sans doute comme à la suite des percussions mastoïdiennes, sans valeur mécanique particulière (fig. 75, *d*).

En tout cas ces tracés (et nous en avons pris un très grand nombre, tous semblables pour la même localisation du choc) indiquent qu'une percussion, portant sur des points quelconques de la ceinture péribasilaire, écarte toujours la voûte orbitaire de l'appareil enregistreur, par conséquent provoque une projection de cette voûte vers la cavité crânienne. Ils indiquent en outre, fait en rapport avec tout ce qu'on sait de la mécanique crânienne, que cette projection est plus marquée lorsque le choc porte au pôle opposé de la ceinture basilaire, c'est-à-dire dans le cas particulier, à l'occiput, que lorsqu'il porte à l'extrémité du diamètre perpendiculaire, c'est-à-dire au niveau de l'apophyse mastoïde : il est probable que dans ce cas, les vibrations maxima se font au niveau de la fosse temporale du côté opposé : à notre grand regret, nous n'avons pas réussi à réaliser un dispositif expérimental nous permettant de le vérifier.

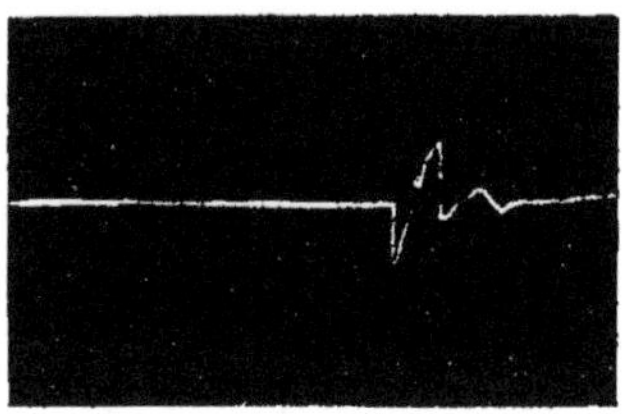

Fig. 79. — Graphique des mouvements de la voûte orbitaire à la suite d'un coup portant sur un ciseau engagé dans un trait de scie rétro-mastoïdien et suivi de fracture irradiée.

c) *Percussion sur le vertex d'une tête avec fracture irradiée.* — La partie postérieure de la tête employée pour cette troisième variété de recherches étant dépouillée, nous avons divisé d'un trait de scie pénétrant et vertical la moitié gauche de l'occipital jusqu'à la partie postérieure de la mastoïde et dans la partie supérieure de ce trait de scie nous avons introduit le tranchant d'un ciseau à froid. La tête toujours appuyée sur sa partie latérale droite, nous avons donné un coup de maillet sur le ciseau.

L'appareil enregistre un tracé comprenant une oscillation négative, puis une positive et toute une série d'ondulations (fig. 79). Ce tracé est identique à ceux obtenus par percussion sur l'occiput normal ; s'il en diffère c'est par la verticalité vraiment parfaite de la descente négative. Il y a donc eu, dans un cas comme dans l'autre, écartement violent du tambour récepteur et de la voûte, par conséquent projection de celle-ci vers la cavité crânienne.

Ajoutons que la tête qui nous avait servi pour cette expérience ayant été disséquée nous y avons constaté une fêlure partant de l'extrémité inférieure du trait de scie et allant joindre la partie gauche du rebord du trou occipital, en arrière du condyle.

d) *Précipitation sur un point de la ceinture péribasilaire.* — Dans une dernière série d'expériences nous avons tenté d'obtenir le tracé des vibrations produites par précipitation de la tête placée de manière à tomber sur un point de la ceinture péribasilaire. C'eût été là un précieux complément de notre premier groupe d'expériences : malheureusement le trépied ne peut être aussi solidement fixé que les tambours ; dans toutes nos tentatives, sauf une, il s'est déplacé, et même, dans la seule où il est resté à peu près fixé, les tracés obtenus ont été tout à fait incomplets : ils nous autorisent, toutefois, à affirmer qu'ici encore, la première oscillation qui se produit est une oscillation négative : c'était du reste, à notre point de vue, le fait le plus important.

Les expériences que nous venons de rapporter nous permettent, en somme, de préciser les mouvements qui se produisent au niveau des voûtes orbitaires, région ordinairement atteinte par les fractures indirectes, sous l'influence des traumatismes portant en un point quelconque de la voûte, et de dire :

1° Les traumatismes portant sur la coupole du vertex, sans la fracturer, provoquent une poussée vers l'extérieur des voûtes orbitaires dont la concavité diminue.

2° Les traumatismes portant sur la coupole du vertex en y déterminant une fracture irradiée, ou portant sur la ceinture osseuse péribasilaire, provoquent en même temps qu'un soulèvement de toute la périphérie de cette ceinture à l'exception de la partie traumatisée, une augmentation de courbure des voûtes orbitaires et sans doute aussi des autres segments angulaires qui, disposés autour du corps du sphénoïde, composent la base du crâne, augmentation plus marquée sur le segment correspondant au pôle crânien opposé au coup.

Or les fractures indirectes de la base ne s'étant jamais produites à la suites des traumatismes du premier de ces groupes, nous devons sans les considérer comme impossibles à la suite des modifications mécaniques corrélatives, admettre que, très ordinairement sinon toujours consécutives aux traumatismes du second groupe, elles ont pour cause le resserrement en éventail des segments angulaires de la base autres que le segment frappé : segments angulaires qui sont tout simplement la partie basilaire des entreboutants crâniens.

Cette nouvelle théorie des fractures indirectes par traumatisme ordinaire est, ajoutons-le, parfaitement d'accord avec les caractères anatomiques des pièces accidentelles ou expérimentales que nous avons plus haut réunies ; en y réfléchissant un peu, il semble même impossible d'expliquer autrement les fissures qui, dans ces fractures, partent si communément du rebord postérieur de la petite aile du sphénoïde en ses points faibles, et la projection constante dans la cavité crânienne des fragments détachés de la partie centrale du dôme orbitaire.

Les travaux d'Aran avaient montré l'impossibilité où était la théorie du contre-coup pour expliquer les fractures directes ; nos recherches, en montrant qu'elle n'explique pas non plus les fractures indirectes et que celles-ci comme celles-là dépendent essentiellement de la structure architecturale du crâne, la relèguent définitivement parmi les théories d'intérêt uniquement historique.

B. Mécanisme des fractures indirectes par coup de feu. — Les théories proposées avant la nôtre pour expliquer les fractures indirectes par traumatisme ordinaire n'avaient guère satisfait ceux mêmes qui les avaient proposées. Au contraire, dès que l'existence des fractures indirectes par coup de feu fut admise, tous les chirurgiens la rapportèrent à « l'expansion excentrique de la boîte crânienne » en expliquant toutefois de façon variable cette expansion supposée.

a) La première explication proposée fut **l'éparpillement fragmentaire du projectile** : les fragments venant frapper la face interne du crâne la repousseraient vers l'extérieur. Or, il est aujourd'hui démontré que l'éclatement du crâne se produit même avec des projectiles de cuivre qui gardent absolument leur forme (Kocher) (1); il est démontré, d'autre part, qu'avec les projectiles de plomb qui se fragmentent, que ce soit par fusion (Bush, 1re théorie), par division mécanique (Keister), ou par rotation, les fragments produits n'ont pas une force suffisante pour déterminer l'éclatement du crâne, même si on le suppose craquelé par toutes sortes de fissures partant des orifices d'entrée et de sortie du projectile : Forster l'a prouvé par des calculs et des expériences dont la description sortirait de notre sujet. Il est donc impossible d'expliquer aujourd'hui l'expansion crânienne par le simple éparpillement fragmentaire du projectile.

b) Suivant Melsens, cette expansion serait due à **l'action du cône d'air** chassé par le projectile. Ce serait le « projectile air », qui, avant l'arrivée de la balle au contact de la boîte osseuse, perforerait celle-ci. Le résultat produit serait identique à celui qu'on obtiendrait par l'injection sous pression considérable d'une certaine quantité d'air dans une cavité close. Mais alors, pourquoi les balles de plomb tirées sur un crâne s'écrasent-elles par leur partie antérieure et pourquoi les effets d'éclatement ont-ils été beaucoup plus considérables dans les expériences de Kocher lorsqu'il tirait sur une boîte de tôle remplie d'eau que lorsqu'il tirait sur une boîte analogue remplie de sable et d'air ? La théorie de l'augmentation de pression gazeuse ne saurait expliquer ni cette constatation, ni cette différence.

c) Aussi, dès 1874, Bush proposa-t-il de substituer à la théorie de la pression gazeuse, celle de **la pression hydrostatique**, dont le rôle possible était basé sur le principe de Pascal : « Qu'une balle pénètre dans le crâne, elle détermine une augmentation brusque et considérable de la pression intracrânienne, et cette pression se transmet de suite avec une égale force sur toute l'étendue de la paroi osseuse ». D'abord tout sembla favoriser la nouvelle hypothèse : les expériences de Kocher sur des baignoires fermées d'un côté par une peau de tambour, puis sur des boîtes de tôle, les unes vides, les autres pleines ;

(1) Kocher. *Ueber die Sprengwirkung der modernen Kriegs Geschosse.* Basel, 1875 et *Ueber Schusswunden*, 1880, p. 70.

les expériences de Heppner et Garfinkel sur des crânes ; enfin et surtout les expériences remarquables de Rücker qui réussit le premier, en modifiant habilement les conditions expérimentales, à produire des fractures indirectes de la base par coup de feu. Il fit ses expériences avec le pistolet Lefaucheux de 7 millimètres, à des distances variant de 20 à 170 millimètres, sur des crânes trépanés, des crânes non injectés et des crânes injectés. Sur les premiers, la substance cérébrale jaillissait par le trou du trépan, et si celui-ci était fermé par un bouchon, le bouchon jaillissait à une distance souvent considérable. Sur les seconds, il obtenait simplement des fêlures partant des orifices d'entrée et de sortie. Enfin, sur les crânes frais et injectés il obtenait toujours des fragments osseux plus ou moins mobiles, très nettement projetés de dedans en dehors, et quelquefois des fractures indirectes identiques aux fractures indirectes accidentelles. Nous avons décrit plus haut les pièces de Rücker, il nous suffit de les rappeler ici. En 1884, M. Moty soutenait encore devant la Société de Chirurgie cette théorie de la pression hydrostatique. Mais dès lors, M. Chauvel fit observer qu'elle était incompatible avec les cas non douteux où des fragments isolés par les traits d'une fracture indirecte étaient rejetés non vers l'extérieur, mais vers l'intérieur de la cavité crânienne. D'autre part, presque à la même date, Bergmann, rapportant des exemples de fractures indirectes sans pénétration de la balle dans la cavité crânienne, nia que dans ces cas, l'augmentation de pression hydrostatique pût être suffisante pour déterminer des fractures indirectes.

Nous devions chercher la raison de ces irrégularités apparentes ; or notre attention n'ayant porté sur les fractures indirectes par coups de feu qu'après avoir établi sur des bases solides, pour les fractures indirectes par traumatisme ordinaire, la théorie du resserrement en éventail des segments basilaires, nous pensâmes de suite que ces irrégularités relevaient peut-être d'un resserrement angulaire analogue. Nous fûmes assez heureux, après une série d'expériences qui confirmaient simplement l'existence admise d'une augmentation de pression intracrânienne à la suite de coups de feu pénétrants, pour obtenir, par un coup de feu, ayant tracé de haut en bas et d'avant en arrière, au niveau de la protubérance occipitale externe, une dépression longitudinale sans pénétration de la balle, un graphique absolument démonstratif ; on y constatait, en effet, une projection énorme de la voûte orbitaire vers la cavité crânienne, projection identique, sauf son intensité plus grande, à celle que nous avons notée à la suite des traumatismes ordinaires, et dont le corollaire indispensable est le resserrement angulaire de l'entreboutant correspondant.

Voici le dispositif et les détails de ces deux groupes d'expériences :

A) Expériences confirmant simplement l'excès de pression intra-crânienne produit par les coups de feu. Ces expériences ont été faites sur des chiens et sur des têtes d'hommes détachées, les tambours étaient placés sur la bosse pariétale et les coups de feu tirés avec des revolvers de 7 millimètres, soit à bout portant, soit à 50 centimètres environ sur un point de la ceinture péribasilaire, le canon dirigé en haut.

Dès que la balle pénétrait dans le crâne, c'est là un point déjà noté soigneusement et interprété dans la thèse de l'un de nous, les appareils sautaient du côté de la pénétration, comme du côté opposé, mais chaque fois nous constations que la membrane en caoutchouc de nos tambours portait exactement à son centre un trou arrondi (fig. 80-81), taillé comme à l'emporte-pièce, ressemblant à la piqûre d'une épingle. En même temps, nous constations que le tube destiné à sup-

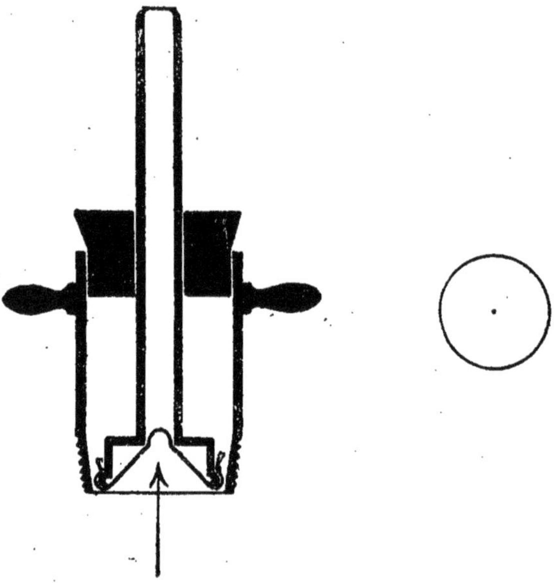

Fig. 80-81. — Perforation du caoutchouc des tambours à la suite de coup de feu pénétrant ; mécanisme de cette perforation.

porter le caoutchouc contenait de la pulpe cérébrale en bouillie. Dès que la balle pénétrait dans le crâne, la matière cérébrale déprimait évidemment la membrane du tambour qui se tendait au maximum, puis se coupait sur l'orifice du tube comme à l'emporte-pièce; c'est alors que la matière cérébrale était projetée et que l'excès de pression faisait sauter notre appareil. Si le trou que nous constations sur toutes nos membranes était petit comme une piqûre d'épingle, et non pas du diamètre du tube, c'est que, lorsqu'il se produisait, la membrane était tendue. De sorte que la différence entre les deux circonférences mesurait la différence de tension de la membrane.

Une seule fois nous avons obtenu chez un chien un tracé présentable, que représente notre figure 82. La première oscillation de ce tracé mesure seule le choc du cerveau contre la paroi crânienne ; sa deuxième partie rectiligne indique la durée de la chute de l'appareil et la troisième, avec grande oscillation, l'ébranlement de la membrane au moment de la chute à terre.

B) Expérience démontrant la possibilité d'un resserrement des voutes orbitaires dans certains coups de feu de la voute. S'il est déjà fort difficile d'obtenir des graphiques susceptibles d'être enregistrés, avec les tambours qui, cependant, sont solidement fixés, on conçoit

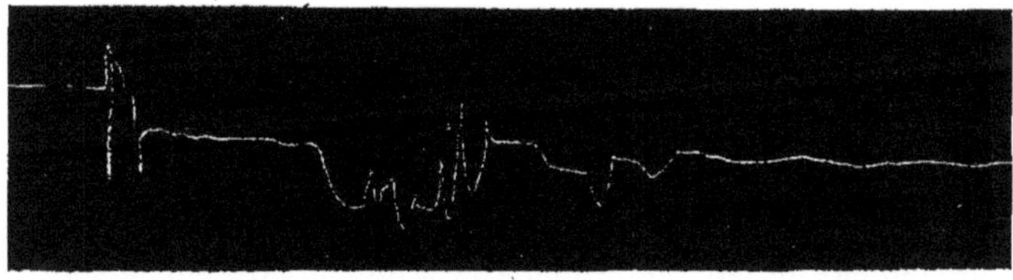

Fig. 82. — Graphique des mouvements de la région pariétale dans un coup de feu pénétrant.

que cela devienne plus difficile encore avec le trépied orbitaire dont les vis sont des plus délicates à placer. Aussi avons-nous obtenu un seul résultat à peu près satisfaisant, à la suite, nous l'avons dit plus haut, d'un coup de feu rasant la protubérance occipitale et n'ayant pas pénétré (fig. 83). Le graphique résultant est singulièrement incomplet : il suffit toutefois pour démontrer, fait capital à notre point de vue, la saillie vers le crâne des voûtes orbitaires produite dans ce cas

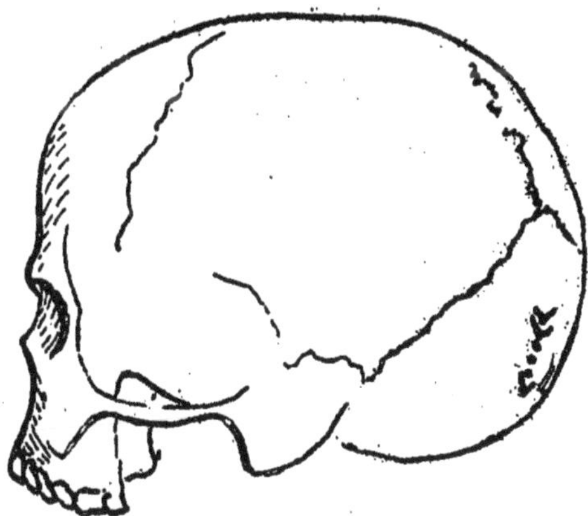

Fig. 83. — Lésions crâniennes produites par la balle dans un cas de coup de feu pénétrant de la partie postérieure du crâne où nous avons obtenu un graphique des mouvements de la voûte orbitaire, lisible, mais insuffisant pour être reproduit.

par le traumatisme et le resserrement corrélatif du segment angulaire qu'elles représentent.

Nos expériences doivent en somme nous faire admettre pour les fractures indirectes par coup de feu avec pénétration la théorie de la pression hydrostatique qui explique parfaitement leur localisation au centre des voûtes orbitaires avec projection des fragments vers la cavité orbitaire, et pour les fractures indirectes par coup de feu sans pénétration, une théorie mixte qui, tout en laissant à cette pression une réelle valeur, fait jouer un rôle parallèle au resserrement en éventail des fragments basilaires. Ce rôle explique qu'alors les fragments osseux puissent être en tout ou en partie projetés vers la cavité crânienne quoique moins franchement que dans les fractures indirectes par traumatisme ordinaire où ce resserrement est, nous l'avons vu, le seul facteur pathologique.

Ajoutons que dans les fractures par coup de feu, comme dans les fractures ordinaires, le resserrement angulaire des segments de la base ne se produit sans doute que si le traumatisme sans pénétration agit directement ou par l'intermédiaire d'une fissure sur la ceinture osseuse péri-basilaire ; en tout cas l'analogie des fractures par armes à feu avec les fractures par traumatismes ordinaires et l'absence de faits contradictoires rendent cette restriction nécessaire, sinon décidément vraie.

IV

Arrivé au terme de notre étude, nous croyons qu'il est nécessaire, pour éviter au lecteur d'en parcourir après nous les laborieuses mais nécessaires étapes, d'en résumer brièvement les conclusions :

1° *On doit entendre par* FRACTURES DIRECTES *toutes les fractures qui se produisent ou commencent soit dans la zone de dépression correspondant à l'application de la force, soit lorsqu'il y a application d'une force et d'une résistance dans les zones de dépression correspondant à ces deux agents. Les zones de dépression de la force et de la résistance sont limitées par les arcs-boutants voisins de leurs points d'application.*

2° *On doit entendre par* FRACTURES INDIRECTES *toutes les fractures qui se produisent en dehors de ces zones de dépression.*

a) *Consécutives à un traumatisme ordinaire, elles sont dues au resserrement en éventail des segments angulaires de la base sur lesquels elles se produisent.*

b) *Consécutives à un coup de feu elles sont dues : — à ce même resserrement s'il n'y a point pénétration du projectile dans la cavité crânienne — à ce resserrement et à l'excès de pression hydrostatique s'il y a pénétration.*

Sauf dans ce dernier cas, les fractures indirectes de la base dépendent de la structure architecturale du crâne, et diffèrent dès lors beaucoup moins des fractures directes irradiées qu'on ne l'avait dit jusqu'à présent.

Imp. G. Saint-Aubin et Thevenot. — J. Thevenot, successeur, St-Dizier (Hte-Marne).

www.ingramcontent.com/pod-product-compliance
Ingram Content Group UK Ltd.
Pitfield, Milton Keynes, MK11 3LW, UK
UKHW020958220726
13924UKWH00002B/773

9 782019 661007